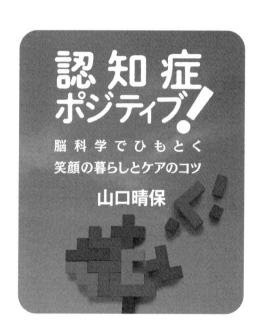

認知症ポジティブ！

脳科学でひもとく
笑顔の暮らしとケアのコツ

山口晴保

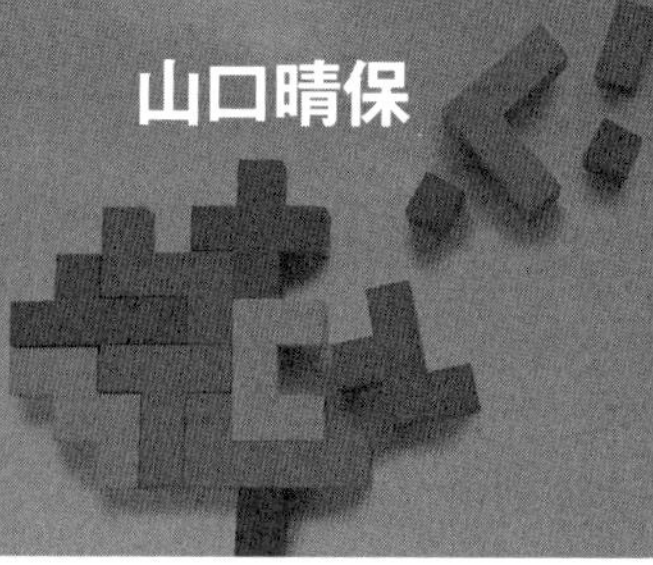

協同医書出版社

装幀　岡　孝治
カバー写真　yavdat – Fotolia
O.D.O.

目次

5　介護者が幸せになる　188

第3章　認知症のポジティブ医療　219

プロローグ

筆者の専門領域は、認知症の医療・リハビリテーション・ケアです。群馬大学医学部卒業後は、大学院での神経病理研究を皮切りに、医師として神経内科の臨床、教員として理学療法士の教育と、ちょっと特異な道を歩んできました。この間、特別養護老人ホームの嘱託医として、ケアや終末期医療に長年向き合ってきたことも、へそ曲がり思考で物事の二面性をとらえて多様な考え方をする筆者の性格に色を添えています。

どのくらいへそ曲がりかというと、①「つまらない講演で大変失礼いたしました」と演者が言うのを聞くと、「つまらない講演ならしないでほしい、聴くほうは時間の無駄」と思い、②「いろいろ至らないところがあってすみません」と言われると、「わかっているなら、至らないところを直しておいてよ」と頭の中で文句を言い、③「つまらない物ですが」ともらい物をすると、「つまらない物なんか欲しくないよ、なんで〝心を込めて選びました〟とか言わないの」と心の中でつぶやく——、日本人特有の謙譲表現が嫌いな超ひねくれ者です。でも、こうやって、直球勝負の学問の世界で生き延びてきました。

こんな経歴を経て、2016年10月に群馬大学を退職し、認知症介護研究・研修東京センターに赴任しました。このセンターの運営理念は、次の通りです。

◎認知症になっても『心』は生きています。
◎認知症の人の『その人らしさ』を大切にするケアをめざしています。
◎そして、認知症の人が『尊厳』をもって共に暮らしてゆける社会の創造をめざします。

そこで、この理念を背景に、それをさらに前向きに進めた「認知症ポジティブ」(Dementia-positive) を唱えてきました。この、本書のメインテーマでもある「認知症ポジティブ」の考え方をわかりやすい言葉で説明すれば、表1のようになります。

つまり、「認知症ポジティブ」とは、高齢者の多くが「認知症は絶対なりたくない嫌な病気」というネガティブな気持ちをもっていますが、認知症になるのが不安という生き方よりも、長生きしていればいずれなる公算大なので、なったときは「認知症になれるまで長生きできてよかった」とポジティブに考え、役割や生きがいをもって明るく毎日を過ごすほうが、人生終盤の舞台を楽しめるのではないか、という提案です。そして、認知症になっても、表1に示すよ

表1　認知症をポジティブにとらえる

＊長生きできたので、認知症になれた
＊本人に日課・役割があり、生きがいがあるので幸せ
＊本人はほめられて、笑顔は最後まで残る
＊介護者が困る症状は適切な医療・ケアでよくなる
＊介護者の介護負担は減らせる
＊介護者もほめられる、相談できる
＊本人も介護者も周囲の支援を受けられる
〈そういう認知症にやさしい地域を創ろう〉

うにポジティブに生きられる地域・社会を創っていく。多くの人にこの考えに共感してもらえると嬉しいです。

では、この「認知症ポジティブ」はどのように定義づけられるのでしょうか。それは、①認知症になってもできることがある（Dementia-capable）、②認知症にやさしい地域（Dementia-friendly community）という二つの考え方をその内に含んだ概念、ということができます。少し詳しく見ていきましょう。

まずは一つ目の柱、Dementia-capableです。認知症になったからといって何もできなくなるわけではありません。最近は認知症の当事者が声を上げて国に働きかけ、認知症施策を変えています。社会を変えているのです。認知症になってもいろいろなことができますし、それを支えるケアとして「自立・自律支援」が広まっています。身の回りのことを自分でなるべくできるように支える自立支援（能力を奪わないケア）と、本人が自分のことを自分で決める自己決定（意思決定）を支える自律支援です。認知症になっても、もてる能力を発揮できるという Dementia-capable の考えが、認知症ポジティブの屋台骨です。

もう一つの柱は Dementia-friendly community です。「認知症にやさしい地域」と訳されます。地域の人々が認知症に対する偏見をもたず、認知症の人が地域に受け入れられて活躍できる社会です。地域の中に、認知症の人と家族を支えるいろいろな仕組みができてきています。例えば、筆者が前橋市で２０１３年からずっと関わっている「認知症初期集中支援チーム」です。この活動では、認知症のことで困っている本人・家族を様々な職種がチームを組んで訪問し、支援します。また、「認知症カフェ」が、本人の活躍の場を提供したり、相談拠点になります。当事者同士が集まって意見交換や政策提言をする「本人ミーティング」もあちこちで始まっています。これらの活動を支援する「認知症地域支援推進員」が全国の市町村に配置されています。「安心して認知症になれる環境」が徐々に整備されてきているのです（詳細は第４章「認知症にやさしい地域」を参照）。

認知症ポジティブなんて無理

ところが、認知症をポジティブにとらえるなんて無理無理、というのが世の中の常識。実際、「認知症ポジティブ」を世に広めようというこの本の企画を協同医書出版社の編集者・戸髙英明氏と一緒に進めたとき、出版社の編集企画会議で、認知症の親を介護している編集長が「認知症ポジティブなんて受け入れられない」と、企画に難色を示したそうです。へそ曲がりの筆者は、だからこそこの本を世に出そうと決意しました。

というのが、1年前。それから全国あちこちで認知症ケア関係者向けに「認知症ポジティブ！山口塾」を開催する中で、新しい発想だというご意見をたくさんいただいて、勇気づけられました。そしていよいよ本日、執筆に取りかかりました。２０１８年9月28日、長崎県での講演のために前夜ビジネスホテルに泊まり、朝のボーッとしている時間に「書く気」に火がついたのです。天から「書きなさい」という啓示が降ってきました…。でも実は、筆者が一般向けに書いてサンマーク出版から出した本『認知症にならない、負けない生き方』があまり売れず1年前に絶版になり（Kindle版は継続）、編集者の好意で倉庫に保管してもらっていた残本もいよいよ廃棄処分になると連絡が入ったのです。これで火がつきました。

サンマーク出版の本を書くとき、ホントは『認知症になれる生き方』というタイトルにしたかったのですが、シリーズのタイトル「○○にならない、負けない生き方」のかたちとなってしまいました。今回は、編集長の難色を押し切って、思い通り『認知症ポジティブ！』のタイトルです。

認知症の介護が大変なことは否定しません。廊下に排尿されたり、夜中に出て行かれたりしたら、どんな介護者でも疲弊するでしょう。でも、その中に小さな幸せを見つけられる人は、前向きな介護ができます。筆者の弟子がこんな研究をしました。家庭での家族介護者にポジティブ日記をつけてもらいました。その日に起こった三つのよいことと自分をほめる言葉を寝る前に書く日記です。すると、1か月後には介護負担感が減少し（介護者が楽になったと感じ）、認知症の本人の行動が変化して介護者の困る行動が減りました（詳細はあとでのお楽しみ）。脳を前向きに使うことで、大変な介護が少し楽になります。脳は口に出したり書いたりしたことを正当化するために、その理由を考え出してくれるからです（81ページの「脳は単純」を参照）。

この研究の背景となった考え方が「ポジティブ心理学」です。うつなど心を病んでいる人を健常に戻すのが従来の心理学ですが、健常な人をさらに幸せにするのがポジティブ心理学です。本書では、この考え方を認知症の理解やケアに取り入れて説明します。95歳以上にまで長生きすると8割の人が認知症になります。認知症になる人の大部分は高齢者です。ですから、認知症を「長生きの勲章」、「認知症になれるまで長生きできてよかった」とポジティブにとらえたいのです。戦争で亡くなった人、がんや脳卒中で長生きできなかった人は、認知症になれません。認知症を怖い病気、なったら大変な病気とネガティブな面を一方的にとらえるのではなく、ポジティブな面にも目を向けようという考え方を本書で示します。

筆者はあちこちで「認知症ポジティブ」の講演活動をしていますが、「ポジティブを無邪気に振りかざすことは危険」という意見をもらいました。「認知症の親の介護でつらい思いをしている」という介護者の声も聞きました。どちらも尊重すべき大切なものです。こうした考えや思いを抱くことが当たり前となっている今の世の中で、筆者の伝えたいことは、「物事には何でも二面性があるので、ネガティブな面だけでなくポジティブな面にも目を向けよう、そして、ポジティブ感情を育てよう」ということです（詳しくは54ページ）。ポジティブ感情が育つほど幸福感も育つと信じています。１００％ポジティブにする必要はありませんし、無理矢理ポジティブになる必要もありません。ポジティブなところもネガティブなところも含めて全部が自分であり、「その自分が好き」と前向きにとらえられると、幸福感がアップします。幸福になる4因子は、①自分が好きで、②他人の目は気にしないで、③やりたいことをやり、④周囲に感謝する、なのです（99ページ）。

認知症になっても幸せ

認知症になっても幸せに生きている人はたくさんいます。「ありがとう」「助かります」「感謝します」を笑顔で連発する、慈悲深い仏様のような認知症の人をたくさん見てきました。たとえ認知機能が低下しても、認知症の人は直感で行動し、残された理性を総動員して理由づけを行い、失敗を正当化するような合理化をして幸せに生活しています。そして、利他行為をしたいと思っていますし、他人の役に立ったときは生きる喜びを感じています。健常者から見たら「あんなこともできなくなって惨め」と思うでしょうが、本人は惨めとあまり感じていません。そのような仕組みが脳にあるからです（85ページ）。

認知機能低下が進む過程は、小児の発達を逆行します。生まれてから育んできた認知機能を一つずつお返しし、最期は赤子の状態になって死を迎えるのが認知症の全経過です。赤ちゃんは不幸ですか？　愛情のこもったケアを受ければ幸せです。認知症になっても同じです。周りに認知機能低下を理解して受け入れてくれる介護者がいれば、幸せに暮らせます。

「認知症になってもいろいろなことができるように支援を受けられる、なっても自己決定できる、なっても安心な地域がある」に社会が向かっているのですから、認知症をポジティブに前向きにとらえましょう。

なに、そんなの無理？　でも、認知症になるのが心配でしょうがないという人、認知症になりやすくなります。心配すればするほど、ストレスホルモンが分泌されて、記憶の神経細胞が傷つきます。

この本を最期まで、いえいえ最後まで読んでいただけたら、健康に気をつけて認知症になるまで長生きしたいと思うようになるでしょう。

ここで一句　〝**長生きで　なれて幸せ　認知症**〟

楽しく長生きして社会に役立つ。これが今、求められている高齢者像です。人生の最期をどう終えるかの自己決定（事前指示書）を含め（166ページと246ページを参照）、豊かな老後の過ごし方を自ら考えて、社会に貢献しながら生きがいを感じつつ、豊かに生ききる。本書がその役に立てば筆者は幸せです。

プロローグのおまけ

「エー、おまけなんて、そんなのあり～？」などと言わないでくださいね。認知症ポジティブをもう少しわかりやすく書いてみます。

高齢者がなりたくない病気の筆頭&代名詞である「認知症」のイメージを、ネガティブからポジティブに変えようというのが、筆者の想いです。認知症を嫌なものの代表格から高齢者の勲章に昇格させることが目標ですから、気合いが入っています。群馬大学での年期奉公を終えてやっとフリーターになれると思っていた矢先、急に話が転がり込んできて、大学の定年退職を半年前倒しして認知症介護研究・研修東京センターに移りました。講演で、「高齢になっても役割をもって地域や社会の役に立つことが大切だ」といつも話していたので、転職話に快諾し、年金をいただくのは先送りになりました。みんなが80歳くらいまで元気で働いて年金を辞退すれば、年金基金も安泰です。

アルツハイマー型認知症になると記憶障害が現れ、いろいろ忘れますが、忘れるのはよいことです。何でも覚えていればよいというわけではなく、どうでもいいことは忘れたほうがよい。それと、嫌なことはすぐに忘れたほうがよい。いつまでもネチネチと心配しているとうつ病になりますから。

年を重ねると老人力がつく、忘れる能力が伸びるのです。少しくらい忘れてもちょうどよいような生活をすればよいのです。忘れて失敗したら、アハハと笑ってやり過ごす。そのうち認知症が進むと、忘れたという事実を忘れるようになり、「自分のもの忘れは年相応だ」と自信がついてきます。ここで大切なことは、周囲の人が本人のもの忘れや失敗を指摘しないこと。そうすれば、認知症になってもハッピーな気持ちで過ごせるのです。認知症自体が問題なのではありません。認知症の人を支える側が認知症の人の気持ちを正しく理解してポジティブに接すること（パーソン・センタード・ケア＆ポジティブケア）で問題解決です。つまり、認知症ポジティブとは、認知症を目の敵にする考え方を介護者や世の中がもってしまう現状に問題があるので、これを転換しようという志《こころざし》です。

認知症が進むと、死への恐れも消えていきます。人生の最期を安心して平穏に迎えることができるようになります。それと、認知症になると素直になります。人をだますこともできなくなります（事実と違うことを言ったとしても、本人に他人をだます意図があるわけではありません）。だんだんと赤ちゃんの状態に近づいていくわけですから、愛情に囲まれていれば幸せです。そして、何より、戦争・交通事故・がん・ヘビースモーキングなどで早くに亡くなった人は、認知症になれません。認知症になれる人の大部分は、長生きできた幸せな人なのです。

ここで一句　〝**素直にて　自信満面　認知症**〟

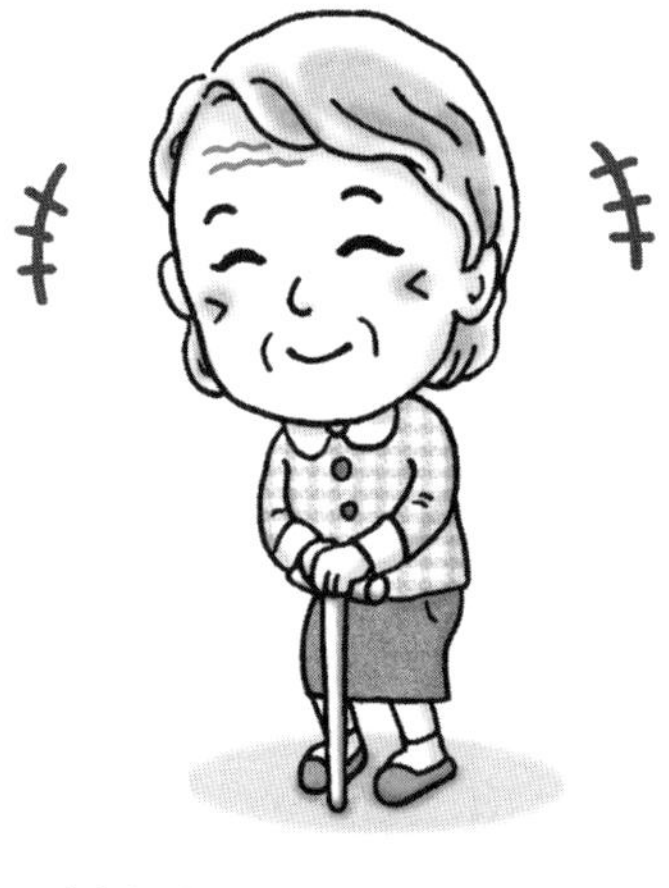

〝自信満面〟認知症でも幸せ

本書の読み方

本書は、いわば旧来の価値観や生き方を、ポジティブ心理学を活用して見直そうと提案するものです。筆者の長年の研究をベースに、認知症の人たちと接する中で生じてきた考え方である「認知症ポジティブ」を紹介する本書の構成は、大きく四つのパートに分かれています。

第1章は、健常者が認知症を正しく、前向きに理解し、認知症を怖がるよりも心配せずに人生を楽しく生きたほうがよい、と考えられるようになることを支援します。

第2章は、現在、認知症の人の介護でネガティブな気持ちになっている人が少しでも幸せになれるよう、認知症のポジティブケアを紹介します。認知症の本人の視点で現れている症状をとらえて理解し、前向きにケアするコツです。今は介護に関わっていない人も、この章に書かれたポジティブな認知症ケアの理念やコツを理解すると、こうした考え方が普段の社会生活の中でも役立つことがわかるでしょう。認知症ケアの理念は、「〝あなたは私の大切な人です〟という思いを相手に与え続け、それを相手が理解すること＝共に一人の人間として尊重される関係性」だからです。これは、会社でも家庭でも役立つ、幸せな生き方のコツそのものです。

第3章は、認知症のポジティブ医療です。予防から受診・診断・告知・初期対応・終末期医療までを、生活の質（QOL）を高める、自分で決める、尊厳を守るといったポジティブな視点から解説しました。

第4章は、認知症にやさしい地域づくりです。認知症になっても安心な社会をみんなでつくりましょう。

そして、ところどころに、筆者が出会った素敵なポジティブケアの事例を「ほっとタイム」としてちりばめました。

皆さんにはお金を払って本を買っていただくのですから、購入した人に満足していただけるよう、「あなたは私の大切な人です」という認知症ケアの理念を込めて書きました。読者の皆さんが笑顔になってくれたら嬉しいです。

第1章

認知症をポジティブにとらえる

1　長寿と認知症

高齢者がなりたくない病気の代名詞である「認知症」に対する世間のイメージを、ネガティブからポジティブに変えようというのが、本書の目標です。認知症を**嫌なものの代表格から高齢者の勲章**に昇格させること、「ネガティブからポジティブへの転換」です（3ページの表1を参照）。

まずは、長生きと認知症の関係を見てみましょう。

認知症の理解―最大のリスクは長寿―

「認知症つーのを防《ふせ》ぐんにゃどうすりゃいいんだんべぇ」

「そりゃおめー、世話《せあー》ねーぜ。あんまし長生《なげ》きしなきゃいいんだんべぇ。九十になりゃ、半分はボケてるっつーからなー。長生《なげ》きも、考げーもんだいなー」

いきなり「だんべぇ」の上州弁で始まりました。そう、筆者は群馬県高崎市の生まれです。こんなふうに自己ＰＲすることが脳を活かす秘訣でもありますが、それについてはあとで詳しく。

次ページの図1[*1]をよく見て頭に入れてください。認知症を理解するのに不可欠な図です。日本では高齢者の七人に一人が認知症といわれますが（２０２１年現在は六人に一人）、この図を見ると60歳代後半で認知症になるのは、その年代全体の３％程度ということがわかります。一方、95歳を超えると8割近い人が認知症になっています。このように、認知症になる確率は年齢によって大きく異なるのです。つまり、この図から、長生きこそが認知症の最大のリスク要因だとわかります。70歳代前半を見てください。この年代で認知症になっている人の割合（有病率）は約５％です。よって、ほぼ確実な認知症にならない方法は「75歳以上生きないこと」といえます。そして、５歳長生きすると認知症になる確率はほぼ倍増します。これは40歳代からあてはまるルールです。40歳で認知症になる確率は1万人に一人程度と、筆者の住む前橋市の市会議員になるくらい難しいのですが、90歳代前半では二人に一人となります。

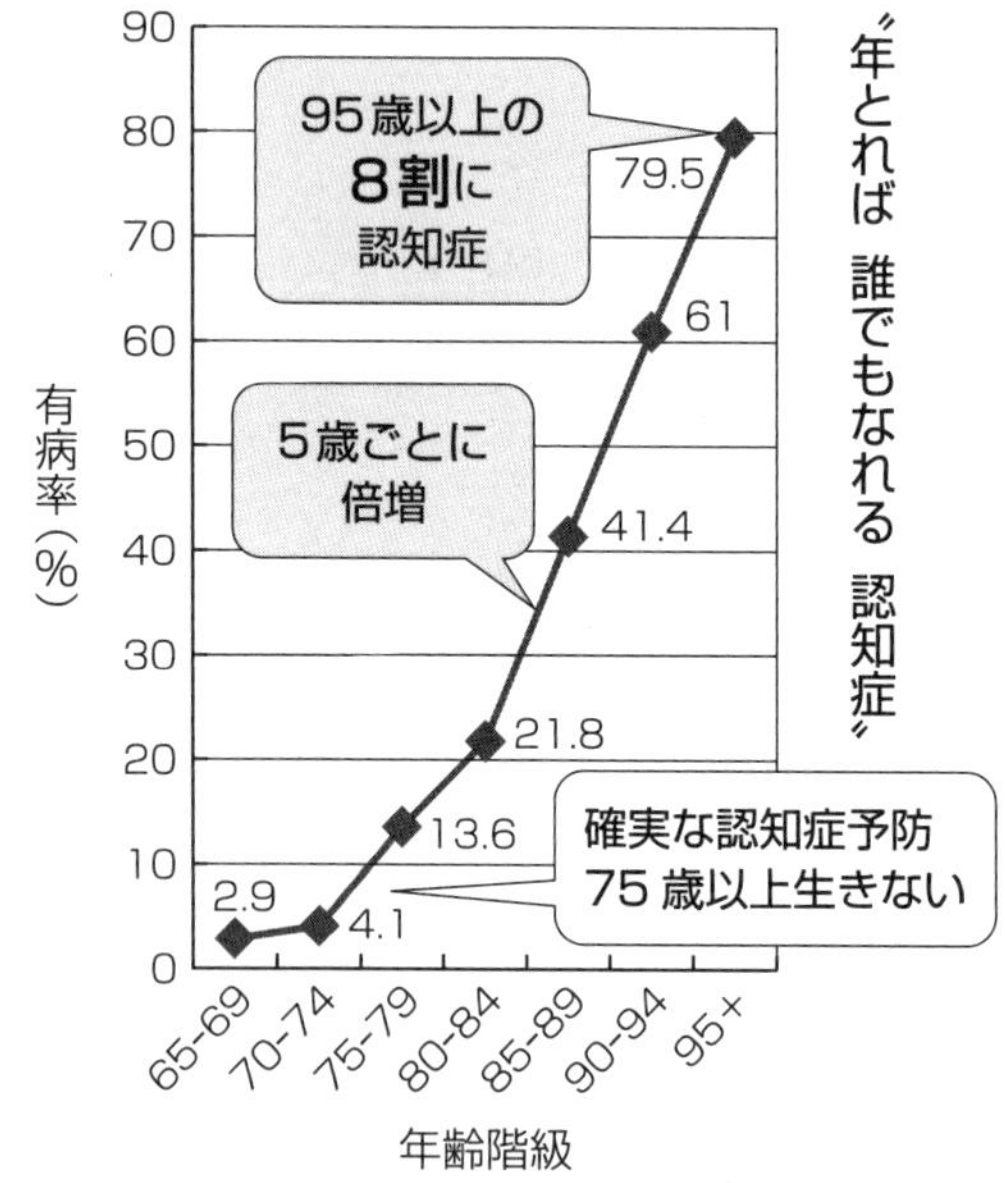

図１　実態調査に基づく認知症の有病率（2013年6月公表）

よって、「長寿と認知症はセット販売が基本」です。残念ながらバラ売りしてくれません。認知症にならないで長生きしたいと皆さんおっしゃるのですが、それは無理な相談です。

筆者が医師として働き始めた1980年代は、テレビで「いつかはクラウン」という車の宣伝が流れていました。しかし、今は「いつかは認知症」の時代になりました。

……であれば、認知症を嫌な病気、怖い病気、絶対になりたくない、なったら大変などとネガティブにとらえるのではなく、「長寿の勲章」

である認知症になれるまで長生きしようと前向きにポジティブに考えたほうがよいでしょう、と本書では提案します。

健康に気をつけ、ひたすら長生きをめざす。認知症になるには、他の病気で死んではいけない。そうしてうまく長生きできれば認知症になれる。だからこそ認知症ポジティブなのだ、と理解してほしいのです。

ここで一句　〝**長生きで　いずれ誰もが　認知症**〟

長寿よりも豊かな人生をめざそう

のちほど認知症の予防法も紹介しますが（２５７ページを参照）、認知症の発症を遅らせる生活法（ライフスタイル）は、『養生訓《ようじょうくん》』などに書かれた、昔からの健康法そのものです。何より運動が第一。筋肉を動かすと神経細胞が元気になり記憶力がアップする仕組みがあります。健康的な食生活も認知症になるリスクを減らします。そして、「認知症が心配……」と不安を抱えるほど、記憶担当の神経細胞が減るので、能天気が大切です。こうして神経細胞の働きを長持ちさせている間に寿命がくれば認知症を発症しないのですが、認知症の発症を遅らせる生活法は寿命も一緒に延ばすので、結局、認知症のリスクは高まります（寿命が5年延びるごとにリスクが倍増）。よって、認知症予防をすれば生涯にわたって認知症にならないというわけではなく、認知症を先送りできるのですが、運よく長生きしていれば、いずれは認知症になる確率が高いでしょう。予防法とは先送りすることです。高級化粧品でお肌の老化は止まりますか？ 止まりませんね。老化防止とは、老化のスピードを落とすこと、老化をゆっくり進めることです。ですから、小学校から教えます――「老化《廊下》は走ってはいけません」。

巷《ちまた》には「○○で認知症を防ぐ」という本があふれていますが、認知症になる人は増え続けています。予防するほど寿命が延びるからです。もちろん、認知症を防ぐ生活は健康によいことですが、その効果は「先送り」だと認識してほしいのです。

世の中、高齢者が増え続けるとともに、認知症になる人が増え続けています。介護が必要な人も増え続けています。先ほどの図1に示したカーブと介護保険の認定率のカーブは似通っています。日本人は長生きできるようになりましたが、95歳を超えると8割以上の人が要支援・要介護の認定を受けています。そして、介護認定率も5歳長生きするごとにほぼ倍増します。

このことから、認知症や要介護の人の数を減らすにはどうしたらよいかがわかります。みんながみんな長生きをやめて日本人の寿命が10歳短縮すれば、理論上は要介護の人が４分の１に減り、認知症の人も４分の１に減ります。こうなると、介護施設や介護人材の不足（２０２５年には34万人不足と推計）も一気に解決します。現在（２０１８年）の年間約40兆円の医療費も10兆円の介護給付費も減り、国家財政は好転し、消費増税も不要になります。そして、年金財政や国家経済の破綻を免れるでしょう。

しかし、これは空想にすぎません。現実は、みんなが長寿をめざし、これからも平均寿命は延び続けます。実際に、過去15年間、平均寿命と健康寿命は平行関係で共に延び続けています（次ページの図２）。[*2]であれば、

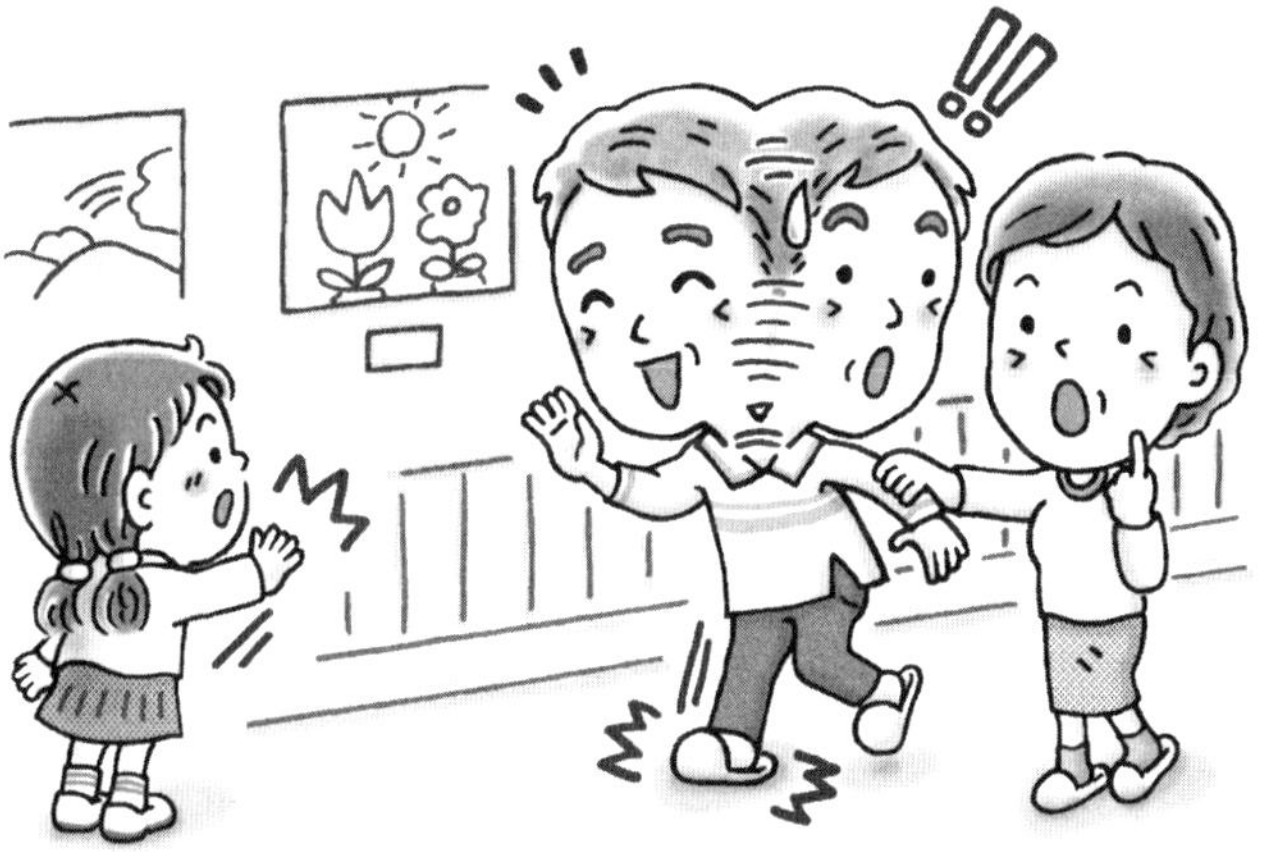

老化のスピードを落として豊かな人生を
「廊下は走らない！」「おっと、そうだった」

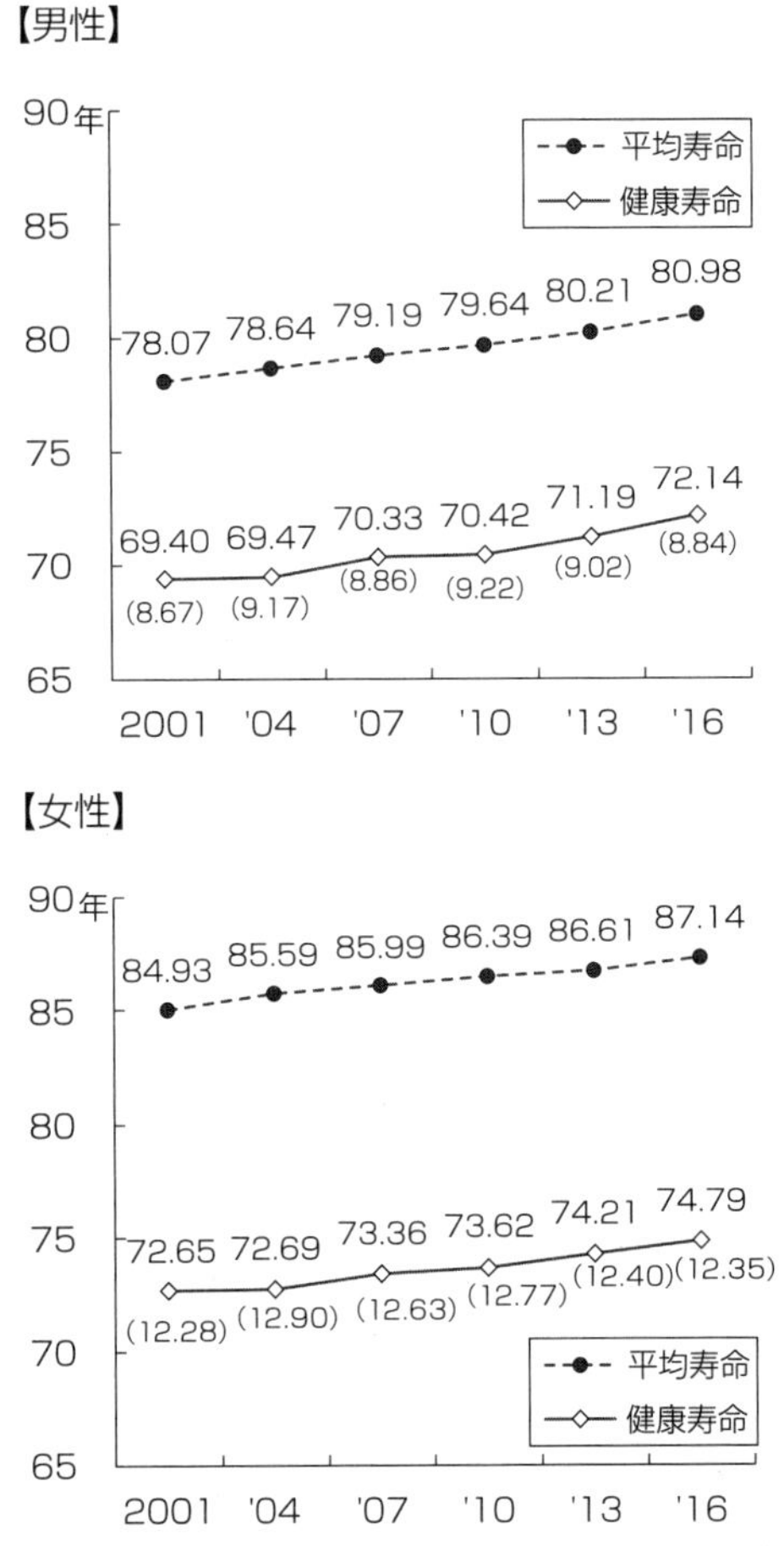

図2　日本の平均寿命と健康寿命の差

二つの寿命の差（括弧内の数値）は、男性が約９年、女性が約12年で、15年間の変化はわずかしかない。健康寿命が延びると平均寿命も延びて、平行移動することがわかる。

何のための長寿かを、国民全体が考える必要があるでしょう。長生きするのは「死ぬまで働くため」、そのための健康長寿――。みんなが長寿をめざすなら、です。

筆者は、「人生は長ければ長いほどよい」という考え方よりも、「人生はたとえ少し短くても、豊かな老後であってほしい」と思います。長寿から天寿への価値観の転換です。豊かな人生で大切なのは、他者の役に立つ生き方、人生の目的をもって生きること、自己決定できることです。これらは、たとえ認知症になっても求められることです。逆に言うと、認知症になってもこれらのことが可能なケア（自立・自律支援と日課・役割・生きがい）が求められ、それらが提供される時代が徐々にやってきています。

読者の皆さんが、日課・役割・生きがいのある豊かな老後の過ごし方を自ら考え、長さよりも豊かさを求めて生きる。本書がその役に立てば筆者は幸せです。

2　認知症という病気を理解しよう

「認知症は怖い」「絶対になりたくない」という声をよく耳にしますが、その本当の姿を知らないまま、漠然と不安に感じている人が多いのではないでしょうか。でも、大して心配ないとわかれば、むやみに恐れる必要はありませんよね。まずは、認知症という病気をきちんと知るところから始めましょう。

認知症の定義は、介護保険法第五条の二（２０２０年改正／２０２１年4月施行）に「アルツハイマー病その他の神経変性疾患、脳血管疾患その他の疾患により日常生活に支障が生じる程度にまで認知機能が低下した状態として政令で定める状態をいう」と記されています（傍点筆者）。脳がダメージを受けて認知機能が低下し、日常生活に支障が生じた状態が認知症です。

具体的には、記憶が悪くなり、金銭や服薬などの生活管理能力が低下した状態を指します。認知症の人の運転を禁じた道路交通法もこの定義を流用しています。

アルツハイマー型認知症を例にとると、認知症を発症する20年以上前に、脳に特定のタンパ

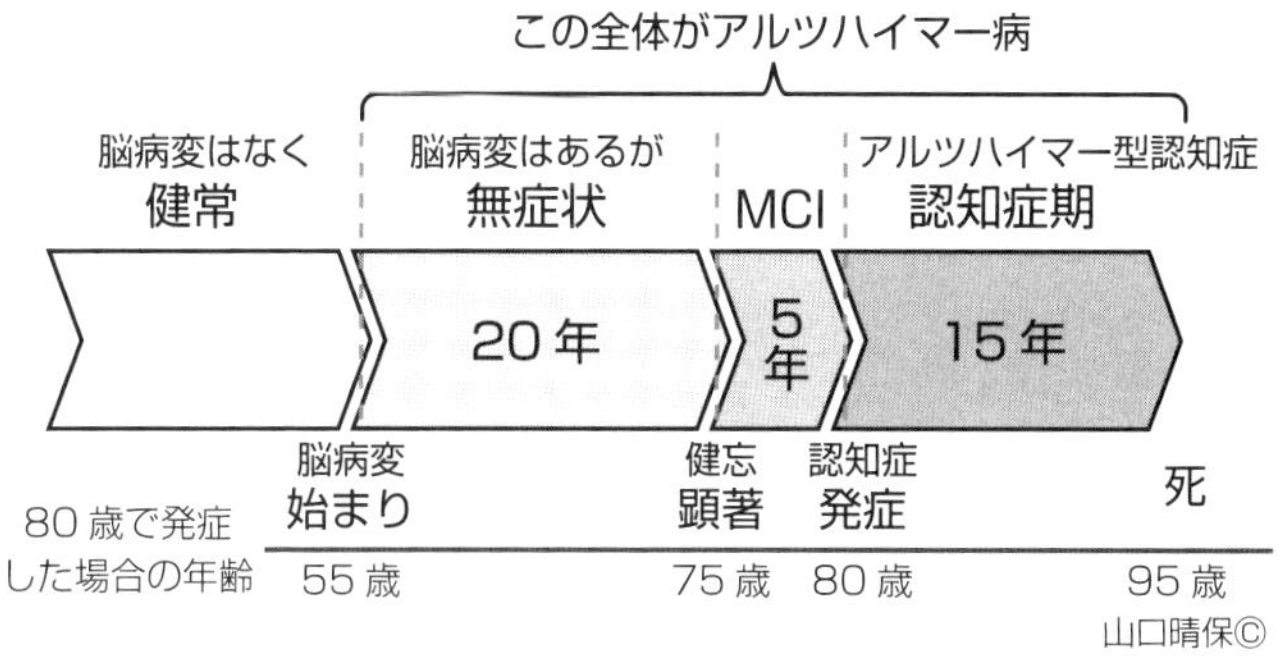

図３　アルツハイマー病の全経過
ある年齢から大脳皮質にβタンパクの異常蓄積（脳病変）が始まる。80歳でアルツハイマー型認知症を発症したとすると、この脳病変は55歳頃に始まり、75歳頃から健忘が顕著になる。認知症になった以降がアルツハイマー型認知症で、全体はアルツハイマー病という。よってアルツハイマー病には、無症状期、MCI期、認知症期がある。

ク質がゴミのように溜まり始めます（図3）。これがアルツハイマー病の始まりです。このゴミが20年間にわたって増え続けるのですが、症状が出ない時期が続きます。これがアルツハイマー病の無症状期です。そして、蓄積開始から20年くらい経つと、「もの忘れは強いが生活管理はできる状態」となります。これがアルツハイマー病による軽度認知障害（mild cognitive impairment／ＭＣＩ）という段階で、アルツハイマー型認知症の一歩手前、健常とアルツハイマー型認知症の中間段階です。さらに進むと、いよいよアルツハイマー病によって認知症を生じます。これがアルツハイマー型認知症の始まりです。そのあと15年程度で、認知機能が徐々に失われるだけでなく、終末期には運動麻痺も加わって、嚥下《えんげ》が困難になり、死を迎えます。

こんな将来の不安をあおるような病気の説明を読んで、認知症をポジティブにとらえるなんて、やっぱり無理……、と言われそうです。その意見、ごもっともです。前述の病気の説明は、ネガティブなことばかりに目を向けたものだからです。でも、アルツハイマー型認知症と診断されて、5年後にアルツハイマー型認知症で死ぬ確率はほぼ0％です。がんほど怖くない病気です。がんのように痛みを伴うこともありません。脳卒中のように手足が不自由になることも終末期までありません。元気に動き回れ、会話も楽しめるのです。そして何より、アルツハイマー型認知症になる人の大部分は超高齢者です。

アルツハイマー型認知症を発症すると生活管理能力は低下しますが、逆に言うと、発症しても生活管理の援助を受ければ普通に暮らせます。人生を楽しめます。病気が中等度以降に進むと、それまで当たり前にできていたことが徐々にできなくなりますが、適切なケアを受ければ楽しく暮らせます。他者への手助けなど、役割をもって生きることも可能です。いよいよ終末期には手足が動かなくなり、会話も不自由になりますが、最後まで笑顔を示す能力が残っています。どんな機能を失うかに目を向けるのではなく、逆にどんな機能が残っているかとポジティブな視点でとらえれば、認知症になっても様々な能力が残っている、そしてそれを活用することで楽しく暮らせると、理解できます。「認知症になってもできることがある（Dementia-capable）」のです。

適切な対応で症状も経過も変わる、そして介護負担も変わる

アルツハイマー型認知症になっても、しゃべれるし歩けるし、情動も豊かです。それゆえ、周囲の人的・物的環境因子の影響を受けやすく、これが症状や進行を左右します。例えば、周囲から非難の言葉が本人に浴びせられれば、それに対抗して相手に攻撃的な言動を浴びせ返します。これは健常者同士でも同じですよね。健常者が認知症の人と言い合いになってしまうときは、認知症であるがゆえにできないこと、わからないことがあっての言動だと健常者側が理解して、相手のミスを許容する態度でいられれば、ケンカは生じません。そして円満な関係を築けます（125ページを参照）。こうした認知症という病気の特徴を理解しておくと、日課や役割をもって生き生きと暮らせるよう支援していくことで症状が落ち着きます。また、進行が

ゆるやかであれば、本人は安心して過ごせ、介護者も介護負担が少なく過ごせます。このポジティブケアは、次の第2章で詳しく説明します。

ここで、筆者が外来で12年間つき合ってきた人を紹介しましょう。読者の皆さんには、支援の仕方によってこんなにも経過が変わるものなのかと、ポジティブなイメージをもってもらえればと思います。

60歳代後半で発症したアルツハイマー型認知症の女性です。発症して間もない頃に受診し、改訂長谷川式簡易知能評価スケール（HDS-R）は23点でした。このテストは30点満点で20点以下が認知症の目安ですが、元の認知機能が高い人や知的な職業に就いている人、年齢が若い人では20点以上でも認知症が始まっていると診断されます。家にいると日中独りになるので、デイサービスを利用してなるべく多くの人と交流することで進行を遅らせようと、介護保険を申請しました。しかし、デイサービス利用を本人が拒否しました。そこで本人には「ボランティアをしてもらいます」と説明し、施設と示し合わせて、実際にボランティアとして他の利用者の世話をする役目を担ってもらいました。もちろん利用料を払って、送迎付きのボランティアです。こうして、施設で他の人の役に立ち「ありがとう」「あんたは若くっていいね」などと言われて、楽しくボランティアとしての利用を続けました。施設と家族間の連絡帳から、ある日のデイサービス担当者の記入を紹介します――「この頃は職員も受け入れることに慣れ、こまごまとしたことを頼んでいます。お風呂に入る方・出た方のお手伝いで、笑顔で会話しながら髪を乾かしたり、整髪や衣服の着脱も手を貸してもらいました」、「ジグソーパズル（54ピース）を隣席の利用者に上手に教えて仕上げてくれました。その方から〝親切にしてくれてありがとう〟と言われ、喜んでくださいました」。

このように、7年ほどは本人がボランティアのつもりで通所し、家では孫の相手をして、進行も穏やかで、ＨＤＳ‐Ｒの点数が毎年1点程度の低下でした（通常は年に2〜3点低下といわれる）。しかし、10年目くらいから急速に進行し、施設に入所となりました。

この人の介護家族はとてもやさしくて理解が深く、本人を大切に思って接しているので、本人も穏やかに過ごしています。転倒・骨折もあり、最近は発語も少なくなってしまいましたが、嫌なこと（痛みを伴う介護）をされなければ穏やかです。この施設は、月に一度の受診のたびに生活状況をレポート用紙1枚にまとめてくれるので、筆者が外来診療で適切な医療を提供するのにとても役立っています。理解のある施設に入所できてよかったなと思います。

世の中、認知症の人が送迎付きで利用するデイサービスがあちこちにできています。しかし、多くのデイサービスは利用者に対してサービス満点で、本人ができることもしてあげます。例えば、歩けるのに玄関に車椅子で出迎え、テーブルに着けばお茶を出しと、お客様扱いです。このようなサービス満点のデイサービスに通っていると、できることができなくなり、要介護度が悪化していくでしょう。自分でできるように最低限の支援を行う「自立支援」のケアで、経過が変わります。

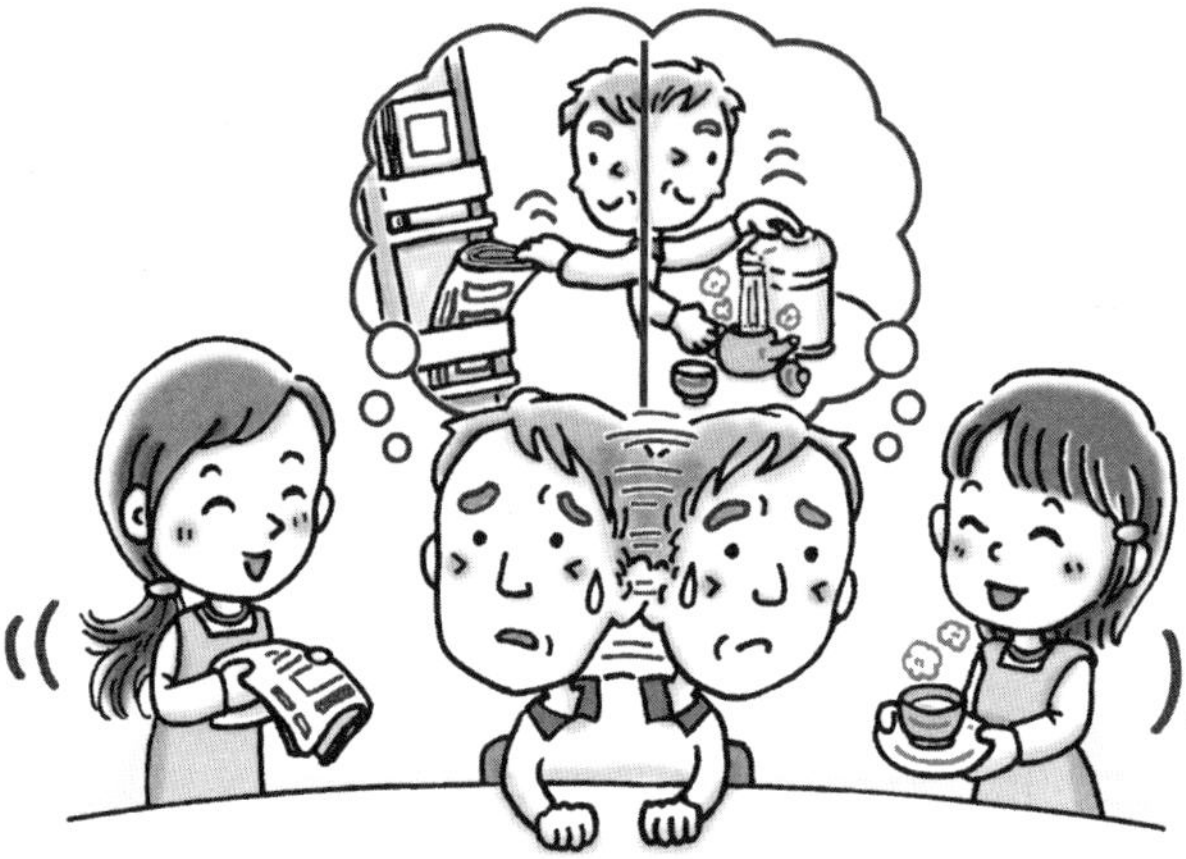

サービス満点で要介護度悪化

ひとくちコラム

アルツハイマー型認知症の進行過程

アルツハイマー型認知症の経過は赤ちゃんの発達を逆行し、最後は赤ちゃんのような認知機能レベルになります。

金銭管理などの生活管理能力が低下して「独居には手助けが必要なレベル」になったら、アルツハイマー型認知症の始まりです。この初期の段階で、生活管理能力は小学生並みとなります（次ページの表2）[*3]。アルツハイマー型認知症が中等度になると幼稚園児並み、重度になると幼児並みにと、徐々に赤ちゃんに近づいていきます。そうして、言葉を失い、歩けなくなり、寝たきりになりますが、笑顔は最後まで残ります。赤ちゃんはまず笑顔を獲得し、1歳で歩けるようになり、2歳でしゃべれるようになるので、アルツハイマー型認知症の経過は、まさにその過程を逆行します。でも、赤ちゃんは不幸ですか？　お母さんのやさしいケアがあればハッピーですね。認知症になっても同じです。ユマニチュード®（157ページ）のようなやさしいケアが普及してきているので、「認知症恐れるに足りず」です。

残念ながら、残存能力は経過とともに徐々に失われ、全経過はおおむね15年

表2　アルツハイマー型認知症の日常生活機能に基づく重症度（FAST）

ステージ	臨床診断	特　徴	機能獲得年齢
1	正常成人	主観的にも客観的にも機能障害なし	成人
2	正常老化	もの忘れや仕事が困難の訴え、他覚所見なし	
3	境界域	職業上の複雑な仕事ができない	若年成人
4	軽度AD	パーティーのプランニング、買い物、金銭管理など日常生活での複雑な仕事ができない	8歳〜思春期
5	中等度AD	TPOに合った適切な洋服を選べない 入浴させるために、なだめることが必要	5〜7歳
6a	やや重度AD	独力では服を正しい順に着られない	5歳
b	同上	入浴に介助を要す、入浴を嫌がる	4歳
c	同上	トイレの水を流し忘れたり、拭き忘れる	48か月
d	同上	尿失禁	36〜54か月
e	同上	便失禁	24〜36か月
7a	重度AD	語彙が5個以下に減少する	15か月
b	同上	「はい」など語彙が一つになる	12か月
c	同上	歩行機能の喪失	12か月
d	同上	座位保持機能の喪失	24〜40週
e	同上	笑顔の喪失	8〜16週
f	同上	頭部固定不能、最終的には意識消失	4〜12週

AD：アルツハイマー型認知症　　（筆者訳）

です（個人差大）。しかし、どの時期でも、その時期に応じた能力が残っていますし、笑顔に笑顔を返す能力は最後まで残っています。何を失っていくかという見方ではなく、どんな能力が残っているかという見方（Dementia-capable）で認知症の人に接すると、認知症になってもいろいろなことができるとわかります。高度な認知機能（財産や金銭の管理など）は初期から低下しますが、身体活動や喜怒哀楽といった感情は長く保たれます。適切なケアが提供される環境の中では、残存能力を発揮して、他者の役に立って感謝され、他者と楽しく交流し、自己決定支援を受けて尊厳が守られ、笑顔で暮らしていけるのです。

3 認知症になっても幸福をめざす

認知症の人は、もはや幸せにはなれず、周りの人を幸せにすることもできないのでしょうか？　いえいえ、そんなことはありません。「認知症ポジティブ」は、認知症になっても認知症の人や家族が幸福をめざすことができるという概念です。

認知症は不幸？

病気になったら不幸でしょうか？　認知機能が落ちたら不幸でしょうか？　人の幸・不幸は身体の状態で決まるものではありません。その人の心が下（ネガティブな方向）を向いているか、上（ポジティブな方向）を向いているかが大きな要因です（91ページを参照）。貧乏であっても、認知症になっても、幸福な人はたくさんいます。その状態を受け入れて前向きに生きている人たちです。一方、金持ちであっても、認知機能が保たれていても、不幸な人はたくさんいます。

確かに、認知症があるよりはないほうがよい。だからこそ、健康に気をつけて認知症を先送りにする。でも、長生きできて認知症になったら、長生きできたことを感謝し、残された時間を楽しく過ごそうと、前向きな気持ちで生きることが大切です。

ある日の筆者のもの忘れ外来の様子を紹介しましょう。やってきたのは、アルツハイマー型認知症で80歳代の女性です。

本人が「(私は)ばあさんだから」と言うので年齢を尋ねてみると、「20歳《はたち》」と笑顔で答えます。20歳代の若い研修医がちょうど外来の見学に来ていたので、少し相手をしてもらいました。すると、「お兄さん、若くていいね」を1分おきに何度も連発しました。今度は筆者が向き合うと、「お父さん、コレがいいね」と筆者のひげを指さしてほめてくれました。三度も。

この人は夫と二人暮らしで、夫が食事の用意をして、娘さんが毎日様子を見に行き、在宅生活を続けています。夫と仲良しかと本人に尋ねると、「仲良し。ケンカはしない。私のほうが威張っているから」と答えます。娘さんいわく、「父(本人の夫)とは仲良しです。二人を車に乗せると、後ろの席で二人で手をつないでいます」とのこと。微笑ましい光景が目に浮かびます。認知症が進んでも幸せな典型例です。やさしい家族に囲まれて、本人はくよくよせず、楽しく生きています。

また、この日の外来には、初診ですごい人が来ました。筆者は、初めて診察に来た人には「今日はどんなことで来られましたか?」と聞きます。ここで「どこも悪くないけど連れてこられた」と言う人の大部分は、認知症が始まっています。本人は「年相応程度で病気ではないのに、なんでこんなところに連れてこられて長時間待たされるのだ」と、不満そうにしていることが多いです。ところが、この人はこう答えました――「かわいい認知症になりたいです」。

認知テストは、認知症の一歩手前の軽度認知障害（ＭＣＩ）のレベルでしたが、明らかに記憶が低下していて、脳画像では頭頂葉《とうちょうよう》が少し萎縮していたので、このままではあと数年でアルツハイマー型認知症（生活管理障害がある）になるだろうと思われました。でも、とても人生に前向きで、きっとかわいい認知症にいずれはなるだろうと思える人でした（実際、２年後にかわいい認知症になりました）。

筆者のもの忘れ外来には「サボテン夫婦」が多いです。お互いにトゲがあるけど仲がよいのです。介護する配偶者はついつい口出ししてしまい、本人はそれに対して反論して言い争う。でも、いつも一緒に仲良く外来に通ってきます。

認知症であることは、幸・不幸を決める重要な因子ではないようです。

ひとくちコラム

行動を変えると幸福になれる

「金持ちなら幸福」という法則は成り立たないと説明しました。では、どんなことで幸福度が決まるのでしょうか？　そんな課題を研究し続けたリュボミアスキー博士の本に[*4]、答えがありました。

一卵性双生児と二卵性双生児を対象にした研究から、幸福度の要因は、なんと遺伝が50％を占め、人的・物理的環境は10％にすぎないというのです。「金持ちか・貧乏か」「健康か・不健康か」といったような要素は10％にしかすぎないのです。

そして、残りの40％は「意図的な行動」でした。遺伝子は変えられないので、どんな考え方をしてどんな行動パターンで生活するかが、幸福度に大きく影響するということです。逆に言うと、「考え方と行動パターンを変えると幸福になれる」ということです。具体的な方法として、この本には8項目の知恵が書かれていましたが、その中の選りすぐり5項目を筆者の言葉で紹介します。

＊「感謝」――誰に対しても積極的に感謝の気持ちを表すこと

＊「利他行為」――困っている人を率先して助ける（そして喜びを感じる）
＊「楽観主義（オプティミズム）」――物事をポジティブにとらえ、将来にも楽観的（心配無用）
＊「今を生ききる」――生きている喜びを享受し、その時その時を前向きに生きる
＊「運動習慣」――身体を動かす習慣をもち、身体を動かすことを厭《いと》わない

これらの項目は今まさに読んでもらっている本書のあちこちに出てきますが、それを実践していくことが幸せの生活術だとわかってもらえると思います。このような思考・行動パターンに変えてみませんか？ きっと幸せになれますよ。

認知症という不自由を抱えて幸せに生きる

認知症の当事者として様々な発信を続けている佐藤雅彦氏は、「認知症とともに生きることは不自由だが不幸ではない」と述べています。そして、不自由さがあっても、自らの工夫や周囲の人の支援で何とか生活し、社会参加し、決して不幸だとは思っていないと言います。とても勇気づけられる発言です。ここで、筆者のもの忘れ外来から、本人が幸せそうに生きている事例を二つ紹介します。

Aさんは、長年農業に携わってきた、アルツハイマー型認知症の80歳代の男性です。早朝から起き出して仕事をする働き者です。まだ暗いうちからみそ汁を温めようと鍋をガスコンロにかけるのですが、そのまま忘れて水分がなくなり、ピーピーと警告音が鳴って火が消える、そして鍋は黒焦げ。家族は警告音で起こされるのですが、本人は、こたつでうたた寝。このAさん、干す作業が好きで、冷蔵庫に入れてある肉や魚、おかずなどを全部持ち出して、縁側に並べて日干しをします。あるときは、みそ汁から具だけを取り出して縁側に並べて干してあったとか……。「昔は何でも干した。大麦は押しつぶしてから干して押し麦にした」と本人の弁。

こんなエピソードを、介護する家族は笑顔で話してくれました。こうした生活状況でも、家族から「薬を投与して活発な行動を抑えてほしい」という要望がないので、気の向くままの生活を続けてもらっています。

アルツハイマー型認知症で80歳代の独居の女性Bさんは、生協の宅配サービスのカタログを見て注文書に記入できます。しかし、コメがなくなるのが心配で、在庫があるのに毎回注文してしまい、何袋も溜まります。こんな気配りができるのは、戦後の食糧難を生き延びた高齢者ならでは。コメを切らせないようにという思いが強いのです。だしパックも毎回注文するので、「たくさんになってしまう」と近くに住む娘が指摘したら、Bさんは「他人様《ひとさま》にあげると喜ばれるの」と反論する。このほか、トマトとパン、ブロッコリーと毎回注文するものが決まっています。このような状況でも、ヘルパーさんと娘に注文書をチェックしてもらいながら、宅配サービスを利用して生活物資を手に入れ、独居生活ができています。週2回のデイサービスも「とても楽しい」と、生き生きと通っています。これも介護保険のおかげです。

認知症になっても、昔の生活習慣は残っています。認知症が進むと、最近の記憶が消えていく中で、「かつての輝いていた頃の自分」の記憶の中で生きるようになります。昔から慣れ親しんだ作業も自然に行えます。昔とったきねづかです。こんな認知症の人を今の生活に適合させようとすると、無理が生じます。日課をもち、自分の生活リズムを保ちながら、本人が輝いていた時代を生きてもらう。これが、自尊心と尊厳を守る認知症ケアです。

不自由さがあっても周囲のケアで幸せに暮らせますね。

認知症になっても活躍

65歳未満で発症する若年性認知症になっても、多くの人が「仕事をしたい」という気持ちをもっています。それに応えるデイサービスができています。

東京都町田市にある小規模デイサービス「DAYS BLG!」は、若年性認知症の人が「好きな場所に行ける〝ハブ空港〟」です。その〝旅行〟に該当するのが、〝働くプログラム〟です。認知症の人の働きたいという希望に応え、労働の対価として謝礼を受け取れる仕組みをつくりました。例えば、近くのカーディーラーで洗車作業を行い、本人が報酬を得ます（デイサービスは利用料収入を得ます）。日用品メーカーのユニバーサルデザイン商品の開発に協力して報酬を得ます。認知症の人でも間違えずに使える日用品ならユニバーサルデザインですね。このほかにも多様な仕事があり、デイサービス利用者は自分の仕事を選べます。

この仕組みを始めた前田隆行氏は、社会福祉の大学を卒業したあとに就職し、配属された精神科病院で凄《すさ》まじい光景を見ました。高齢の入院患者が車椅子にひもで縛りつけられていたのです。前田氏は自分の判断でひもを解き、管理職に咎《とが》められて異動となり退職しました。こんな経歴をもつ前田氏は、デイサービスの利用者が企業で働いて報酬を得られるように厚生労働省の担当部局にかけ合い、前記の仕組みを実現しました。そして、少しずつ、この仕組みが広まっています。

神奈川県鎌倉市で「ワーキングデイわかば」を運営する稲田秀樹氏は、高齢の認知症の利用者が地域で活躍できる場をたくさんつくっています。例えば、地域の公園で清掃作業をすることが筋トレ。近くの公園で花を植えるなどの作業をみんなで行い、地域から感謝される仕事。高齢で庭の草むしりが大変になった人の依頼を受けてみんなで草むしりをして報酬をもらう、などなど。施設の中にとどまらず、地域の中に日課・役割を見いだすデイサービスです。

筆者の友人の多湖宗光医師が運営する三重県桑名市の三世代共生交流施設は、子どもも障害者も高齢者も一緒に過ごし、暮らすホームです。放課後には学童が出入りし、認知症の人と交わります。

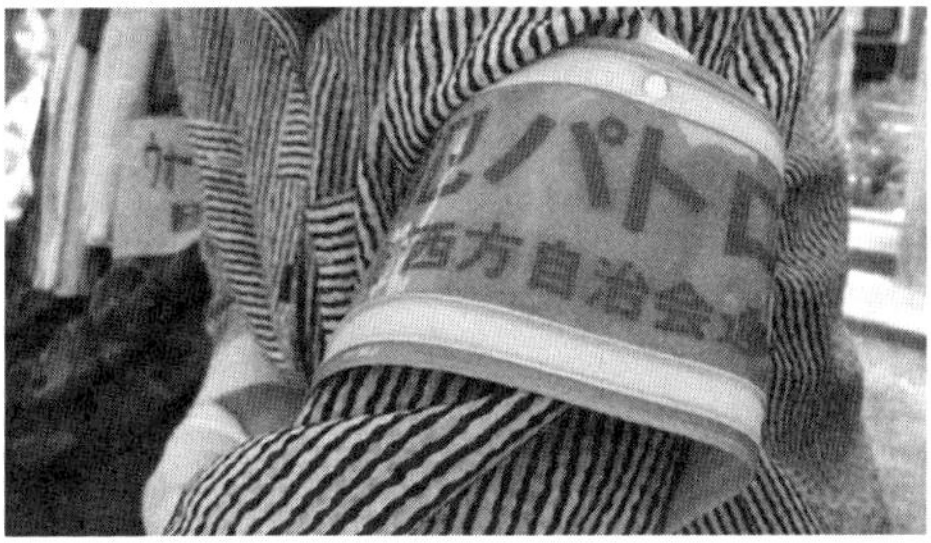

図４　「防犯パトロール」の腕章をつければ集団徘徊ではない

認知症の人が子どもと手をつないで地域を集団徘徊《はいかい》・・・いえ、地域を防犯パトロールします。そして、パトロールのあとは子どもと楽しく昼食です。この活動のポイントは「防犯パトロール」と書かれた腕章をつけること(図４)。こうして、認知症高齢者が日課・役割をもって楽しく暮らしています。多湖氏は「無能力な人間はいない。誰にも残存能力がある」と言います。そして、「認知症の人は子どものしつけにうってつけ」とも言います。健常高齢者は「姿勢をよくしようね」と3回ほど注意すると、「まだわからないの！」と言葉がきつくなってしまいます。ところがアルツハイマー型認知症の人は、何度でもやさしく「姿勢をよくしようね」と繰り返せます。これぞ、アルツハイマー型認知症の人の特技、老人力がついたのです。こうして子どもたちと交流し、自分が役立って認知症の人に生きがいが生まれ、生活意欲が向上する。高齢者は子どもといるだけで笑顔になり、目が輝き

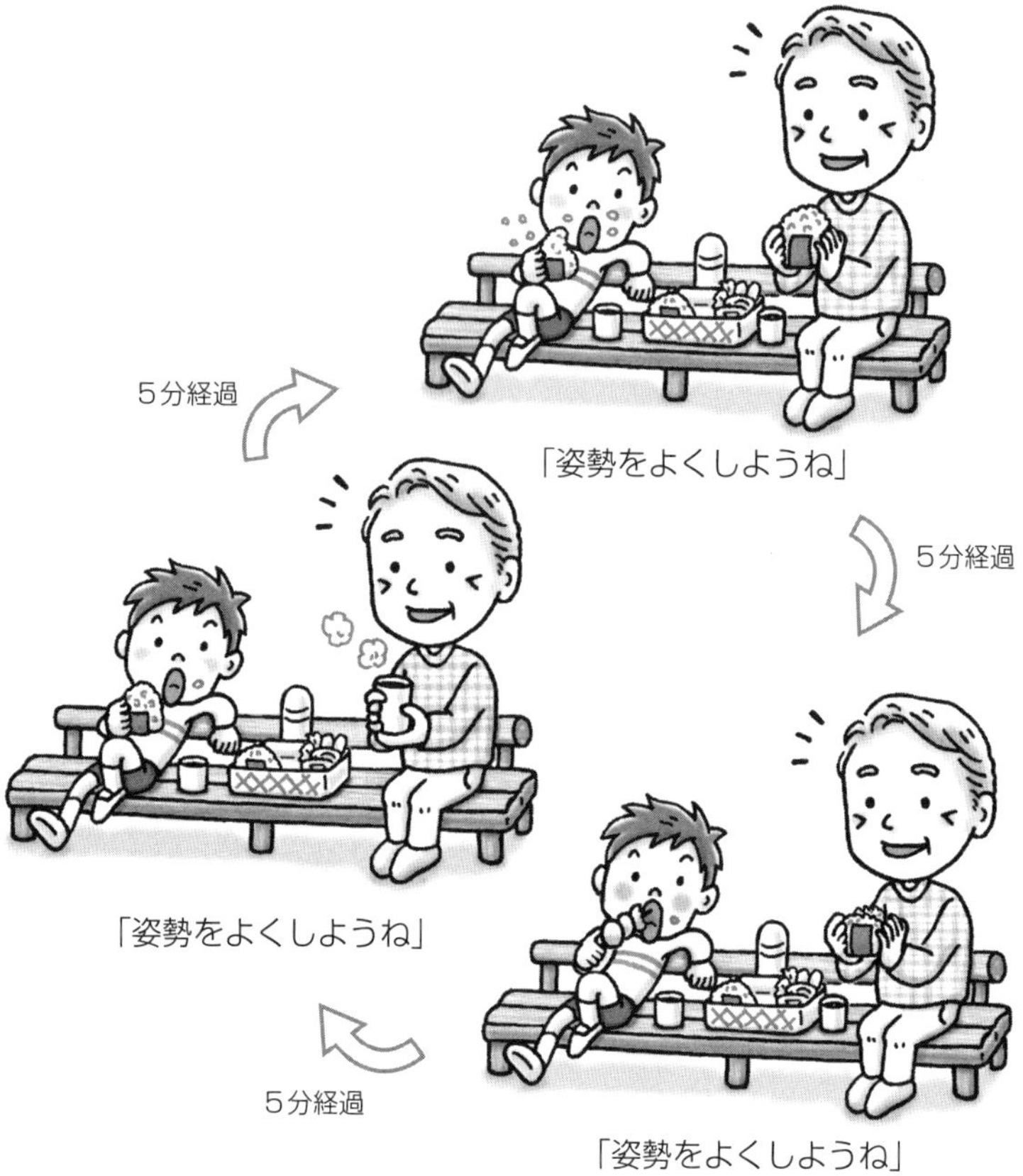

何度でも穏やか！　真似のできない老人力

ます。

一般的には「認知症になったら一方的に介護を受ける人になる」と思われがちですが、たとえ認知症になっても本人は「人の役に立ちたい」と思っています。人の役に立つことこそが生きがいを生み、人間の尊厳を高めます。

若年でも高齢でも、認知症の人が社会参加して、日課や役割をもつ取り組みが進んでいます。昔の「認知症の人に○○してあげる」介護から、「認知症の人と○○する」介護になり、さらに「認知症の人が○○する」本人主体の介護へと進化しています。安心して認知症になれる時代が近づいてきているのです。

「利用者を働かせてくれる施設はよい施設だ」と、利用する側が「認知症になってもできることがある（Dementia-capable）」に価値観を変えていくことで、能力を伸ばせる施設が増えることを期待しています。個々人の残存能力を引き出して生きがいを創るケアが「当たり前」になると嬉しいです。

ひとくちコラム

社会参加活動促進を厚生労働省が後押し

デイサービスなどの通所系介護保険サービスの利用者が施設の外で活動することは原則禁止でしたが、それを広く容認する事務連絡が２０１８年７月に厚生労働省から出されました。これにより、地域の行事などに参加したり、公園や企業などで有償・無償のボランティア活動が認められました。認知症の人が社会の中で役割をもち、他者に感謝されるような仕組みが徐々に整っていきます。これに貢献したのが、先に紹介した前田氏です。この後押しを受けて、前田氏、稲田氏や多湖氏のような取り組みが全国に広がるとよいですね。

認知症の本人が社会発信をする

認知症になった当事者が社会発信しています。その先駆けは、オーストラリアのクリスティーン・ボーデン（Christine Boden）さんでした。認知症を発症してから本を執筆し、本人がどんな気持ちで生活しているかを世に示しました。最初に書いた『私は誰になっていくの？

―アルツハイマー病者からみた世界―』（クリエイツかもがわ）が２００３年に日本で出版され、大きな反響を引き起こしました。その後、彼女は結婚して名前がクリスティーン・ブライデン（Christine Bryden）となり、その翌年に『私は私になっていく―痴呆とダンスを―』（クリエイツかもがわ）を出版しました。そして、２０１７年には『認知症とともに生きる私―「絶望」を「希望」に変えた20年―』（大月書店）という本を出しています。このタイトルの変遷を見ると、「誰になっていくのかという不安」が最初の本、「自分の病気を受け入れて病気と共生（障害受容）」が次の本、そして「希望をもって生きる姿」が三番目の本と、ネガティブからポジティブへの変化が読み取れます。彼女が認知症とともに歩んだ20年が、認知症の人がネガティブに生きていかざるをえない時代からポジティブに生きることができる時代へと変わっていく長い道のりだったと理解できます。

今では当事者が執筆したたくさんの本が出版され、社会を動かし、認知症ケアを変えています。

若年性認知症の当事者として社会に発信する丹野智文氏は、まず自分が笑顔になりました。〈私も最初から笑顔でいられたわけではありません。毎日涙を流していた時期もありました。そんなとき、パートナーから「作り笑いでもいいから笑っているといいよ。そうすると本当の笑顔が出てくるようになるから」と教えてもらいました。それを実行していると、少しずつ笑顔が出てきたのです。今は本当に笑顔が多くなりました。……笑顔でいると人が集まってきます〉と書いています。[*5] 丹野氏は、自分が笑顔になれた経験を活かし、新たに認知症を発症した人が不安な気持ちから逃れて笑顔で前向きになれるよう、最初の一歩を踏み出し、明るい未来に向けて「人生の再構築」ができることをめざして「オレンジドア」という活動をしています。笑顔の丹野氏に出会った認知症の人が笑顔を取り戻す活動です。このように、認知症の本人が認知症の人のために社会活動をする、そして、それを、行政をはじめとする周囲の人たち（パートナー）が支援する仕組みができています。認知症にやさしい地域づくり（第4章を参照）の一環です。丹野氏は認知症サポーター養成講座用のビデオ（YouTubeで公開）に出演して、認知症の理解を深める活動もしています。

このほかにも、愛知県名古屋市の若年性認知症の山田真由美さんは、認知症キャラバンメイトとして認知症サポーター養成研修で着衣失行《しっこう》（身体と衣服の空間的位置関係がわからず衣服を上手に着られない）を実演してみせます。認知症の人による、認知症がもたらす生活困難の紹介です。また、京都府宇治市の小学生向け認知症サポーター養成講座では、認知症グループホームで暮らしている認知症の人が研修に参加して、認知症になってもできることがたくさんあることを実際に示しています。このように、認知症であることをオープンにして、他者の役に立つ活動をしている人たちが増えていますし、行政もそれをバックアップしています。こうして、認知症にやさしい地域づくりが徐々に進んでいます（詳しくは289ページを参照）。

ひとくちコラム

認知症ポジティブな人たち

研修会「認知症ポジティブ！山口塾」に参加した介護職の皆さんに、認知症ポジティブを地で行く介護施設利用者がたくさんいることをアンケート[*6]で教えてもらいました。その一部を紹介します（⇩は筆者のコメントです）。

◎うちの利用者は「青春だもんね」が口癖です。
　⇩認知症が進むと若返ります。

◎スタッフと焼き肉屋に行ったら、認知症の人がオイキムチも網に乗せて焼いてしまいました。でも、焼いても美味しかった！
　⇩思いがけない行動も、ポジティブ！

◎利用者が調理で指を少し切ったのですが、「自分で調理している実感を得られた」と言っていました。

⇩危険だからと仕事を取り上げない施設が素晴らしい。本人は生きがいを感じています。

◎若年性認知症と診断された自営業の男性なのですが、友人の家を一軒一軒回り、自分の病気を説明しました。その後、認知症が進行しましたが、自宅で家族や友人に支えられて、穏やかに過ごしました。

⇩これこそ早期診断の鑑。ポジティブな行動です。

◎大変厳格でまじめな父親だったそうなのですが、アルツハイマー型認知症になってユーモアあふれる面が前に出てきました。家族は「こんなに楽しい時間を過ごせるなんて思っていなかった」と言います。

⇩ガンコ親父が認知症になってユーモア親父になったようですね。

◎アクティビティーで習字が上手なAさんですが、それを見た家族は「まだ上手に書けるのですね」とびっくり。生け花が上手なBさんはみんなにほめられました。太鼓の名人Cさんは、毎年小学校の運動会で腕を披露しています。

⇩役割を演じてほめられ、みんな笑顔です。

◎利用者と空港へモノレールで出かけたとき、あとから乗ってきた乗客に利用者が席を譲ったんです。

⇩認知症の人の利他行為ですね。近くにいた健常者よりも偉い？

◎看取りが近づいているのですが、いつも「ありがとう」と言っています。

⇩感謝の気持ちを忘れないポジティブな生活で幸せそうですね。

◎一つの食器に食べ物を全部集めて遊んでいるように見えたので、スタッフが声かけすると、「大丈夫、お弁当を作っているから」との答え。それで、「今日の弁当は美味しい」と全部食べました。

⇩ポジティブに生きていますね。

◎スタッフに対して、「私はぼけちゃった。何もできないから、あんたが一生懸命お世話してね。そしたら幸せよー」と言うんです。

⇩障害受容ができていますね。

◎できないことがあっても、「できないこと探しができて嬉しい。これからやることが増えたよ」と言っていました。

⇩なんとまあ、前向きなこと。

◎うまく自己表現することが難しくなった重度認知症のAさんに代わって、「あのなぁ、Aさんはこういうことが言いたいんだよ」とスタッフに翻訳して伝えてくれる認知症のBさん。

⇩Bさん、親切ですね。

◎他の利用者にやさしい声かけをしたり、動けない人のためにお膳を取りに行ったりと、たくさんお世話してくれます。

⇩利他行為で、きっと本人は生きがいを感じているでしょう。

◎施設に来る顔なじみの子どもたちに、毎回「初めて会うなぁ」と言うのですが、いろいろなことを子どもたちに教えてくれるので、子どもたちは「物知りやなぁ」と尊敬しています。

⇩いつも新鮮な気持ちで子どもたちに向き合えて、そして慕われて、幸せですね。

◎話したことを1分後に忘れるから、何度も新鮮な気持ちで話せるみたいです。

◎明るく元気に会話をして、周りにいる認知症の人を笑顔にしています。
　⇩さすがの老人力！
　⇩素敵な役割ですね。

◎「ライオンが見える」と母親が言うと、娘が「動物園みたいだね」と返します。それに対して「うん、サファリに行かなくていい」なんて答えるんです。見えているものが幻《まぼろし》だと理解しているレビー小体型認知症の利用者ならではですね。
　⇩ライオンが見えても襲われないとわかっていると、見えてもいいですね。そういえば、芸者が見えて嬉しいという男性患者もいましたよ。薬が効いて幻視が消えると寂しいとか……。

表3　従来の心理学とポジティブ心理学の対比

	従来の心理学	ポジティブ心理学
対象	病気（うつ・不安）・欠陥の回復	健常・潜在能力の引き上げ
標的	うつ、悲しみ、ストレス、怒り、不安	幸福感、フロー（熱中）、強み、創造性
目標	不健康→健常に	健常→より幸福に

4 ポジティブ心理学で認知症をとらえる

従来の臨床心理学は、うつ病やトラウマなどをターゲットに、心理的障害を治療して健常に戻すための心理学です。一方、ポジティブ心理学は、幸福や熱中・夢中、生きがいなどを研究し、普通の人が幸せになるための心理学です（表3）。米国心理学会会長（当時）のマーティン・セリグマン氏が1998年に提唱し、研究が広まりました。

ポジティブ心理学者のバーバラ・フレドリクソン氏は、ポジティブ感情として、喜び（joy）、感謝（gratitude）、安らぎ（serenity）、興味（interest）、希望（hope）、誇り（pride）、愉快（amusement）、鼓舞（inspiration）、畏敬（awe）、愛（love）を挙げています。そして、これらのポ

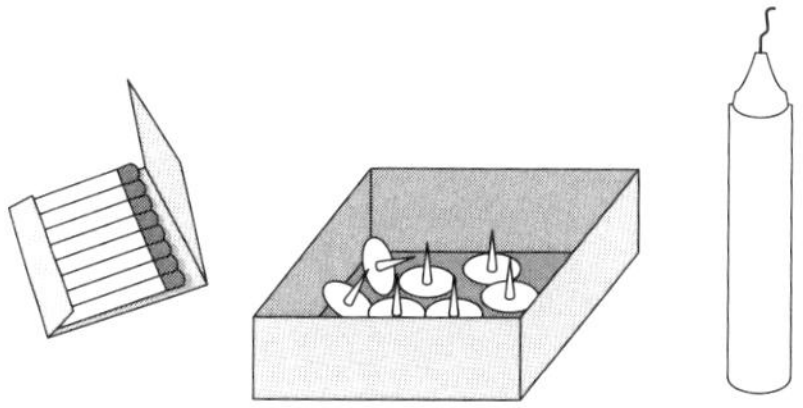

図５ 「壁にロウソクを固定して火をつける」課題に使う材料

ジティブ感情をもつと、「①私たちの思考と行動のレパートリーを拡張する、②ネガティブ感情を打ち消す、③レジリエンス（回復力）を高める、④心理的な幅を広げる、⑤上方に向かう発展スパイラルを引き起こす」という効果が生まれます。これをポジティブ感情の「拡張・形成理論」といいます。[*7] ポジティブ感情は、精神機能を広げて創造性を豊かにするなど、脳によいのです。

ここで、質問です。氷が溶けたら何になるでしょうか――。皆さんの答えは「水」ですか？ 小学校での正解は水です。氷が溶けたら「春になる」「ウイスキーが薄まる」などと答えた人、発想が豊かです。ポジティブ感情をもつと発想が豊かになることが実験で示されています。

次は、「箱に入った画鋲《がびょう》とマッチだけを使って、コルクボードの壁にロウソクを固定して火をつけるにはどうしたらよいか？」という課題を解いてもらいます（図５）。正解は次ページの図６

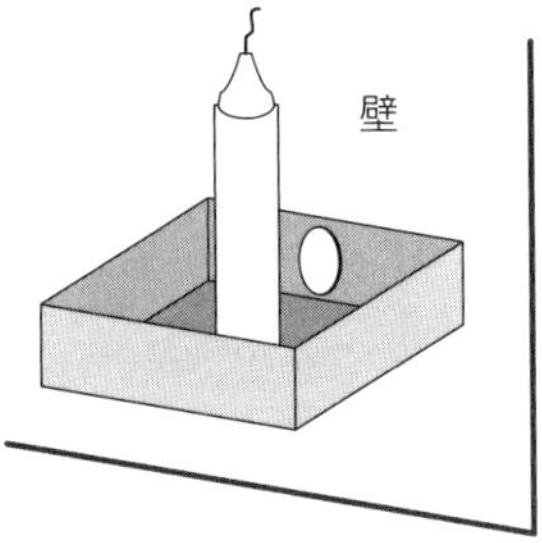

図6　「壁にロウソクを固定して火をつける」課題の正解

です。このときの正解率を比べると、この課題の前に何もしないときは13％でしたが、お笑いビデオを5分間見たあとでは正解率が75％でした。[*8] ポジティブ感情で発想が豊かになり、課題解決につながったのです。

犬が行き倒れました……ワン・パタンでなく、豊かな思いつきを生み出すマルチ・パタンが多彩な人生を創ると思います。おやじギャグ、冴《さ》えてます。

また、ポジティブ感情は身体にも好影響を及ぼし、健康効果をもたらします。例えば、免疫機能が向上して老化に伴うがんなどの疾患リスクを下げます。慢性炎症がアルツハイマー型認知症の脳病変形成のきっかけになるという考え方がありますので、アルツハイマー型認知症の予防にポジティブ感情が役立つでしょう。愛情ホルモンであるオキシトシンの分泌が増えて血圧が安定し、やる気物質のドパミンもポジティブ感情で増えます。

このようにポジティブ感情は脳と身体によい効果をもたらしますが、逆に、ネガティブ感情はうつ状態やいろいろな身体疾患を引き起こします。

一度しかない人生、あれやこれやを心配してネガティブに過ごすよりも、ポジティブな気持ちをもって、楽しく過ごしませんか？　楽しいだけでなく、頭がよくなり、身体も元気になるのですから。

なになに、そんな能天気なこと言ってられない・・・ですか。そこをちょっと変えてみましょうよ。

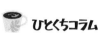

ひとくちコラム

ポジティブ感情の拡張効果を追求して20年

先に紹介したフレドリクソン氏は、ポジティブ感情の「拡張効果」を20年にわたり科学的に検証してきました。これは単なる理論ではなく、科学的に実証された効果です。

植物の成長には太陽光が必要なように、人の精神には生きがいや満足感をもたらす前向きな感情である「ポジティビティ」が必要だといいます。そして、植物が光を求めて太陽のほうを向いて成長するように、人も本能的にポジティビティに向き合い、なるべくポジティビティを取り込もうとします。日が陰ると植物が成長できないのと同じように、ポジティビティが減退すると心が閉じてしまいます。[*7] ポジティビティの効果は一時的なので、毎日ポジティビティを補うことが大切ですね。

相手を尊重する態度と利他行為

本書を執筆していた2018年の新語・流行語大賞の年間大賞に、女子カーリングチーム「ロコ・ソラーレ」（LS北見）の「そだねー」が選ばれました。その授賞式で、チーム代表理事の本橋麻里氏は、「試合中はポジティブな言葉だけ発するという決まりがある」と述べました。このポジティブルールで試合を勝ち抜き、見事、平昌五輪で銅メダルを獲得しました。カーリングでは選手同士で作戦を立てることが重要です。選手が互いの意見を出し合ったときに、その意見を真っ向から否定せず、「そだねー」とソフトに同意を示しながら最善策を導き出しました。このポジティブ思考が好成績につながったと考えます。

このように、積極的にポジティブではなくても、相手の発言を認める言葉やリフレイジング（相手の言葉の反復）が、発言しやすい雰囲気を生みます。そして、前述の通り、楽しい雰囲気が新しい発想・豊かな発想の源となり、創造性が高まります。

あなたがイヌを見て「かわいいね」と言いました。すると相手が「ちょっと怖い」と言いました。感性のズレを感じ、がっかりですね。そして、次の発言をしにくくなります。逆に、相手が「ホント、かわいいね」と言ってくれれば嬉しくなります。次から次へと話が弾んでいくことでしょう。

脳は単純です。感性で直観的に判断し、あとから理由づけをしています。ポジティブな発言をすれば、その理由・根拠を脳があとから見つけてくれます（本当は発言のあとから理由を見つけているのですが、当人は発言の前に理由づけが行われたと勘違いしているというのが脳の仕組みです）。

そして、脳は鏡です。笑顔を示すと相手から笑顔が返ってきます。逆に不快感を示せば、相手から不快感が返ってきます。

ＮＨＫのクイズ番組「チコちゃんに叱られる！」でチコちゃんが発する「ボーっと生きてん

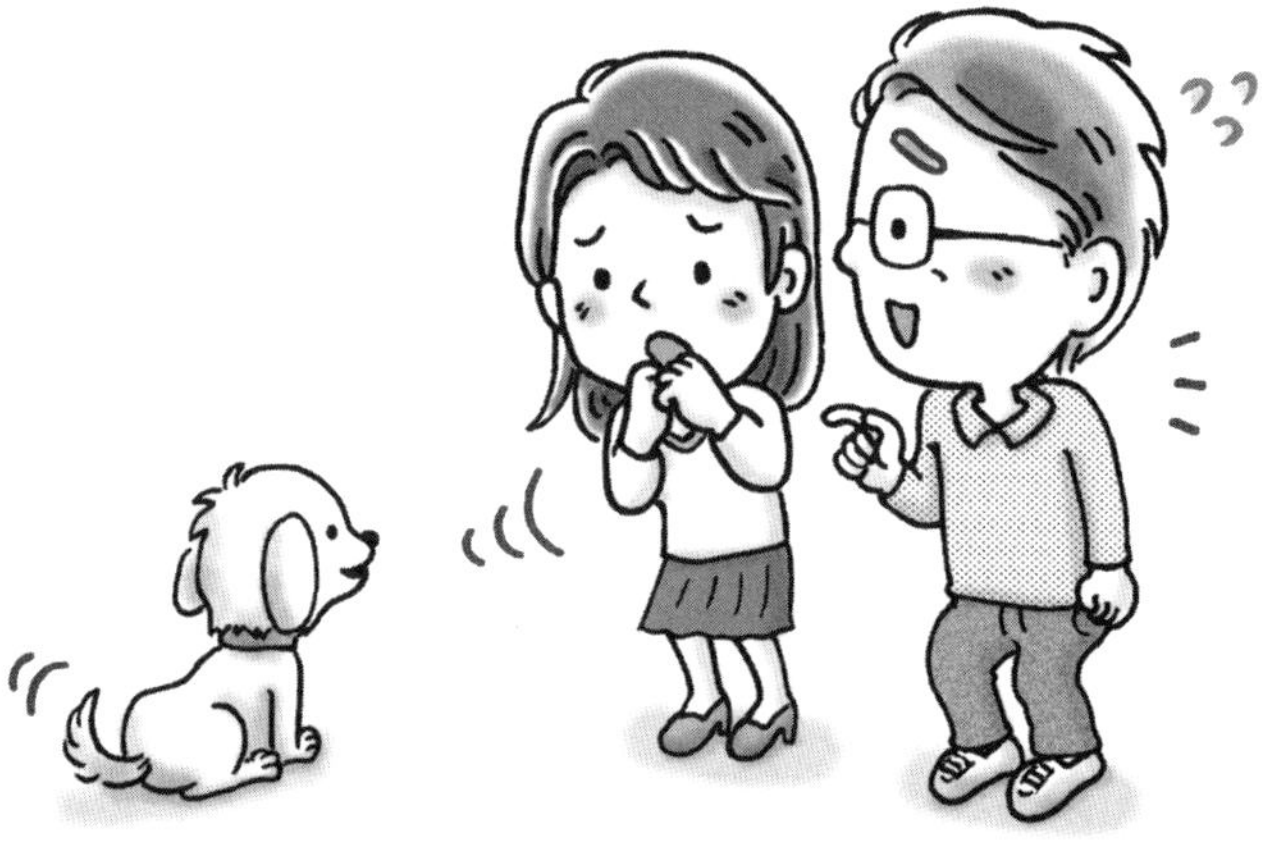

会話が続かず不穏な空気に
「かわいいね」「ちょっと怖い····」

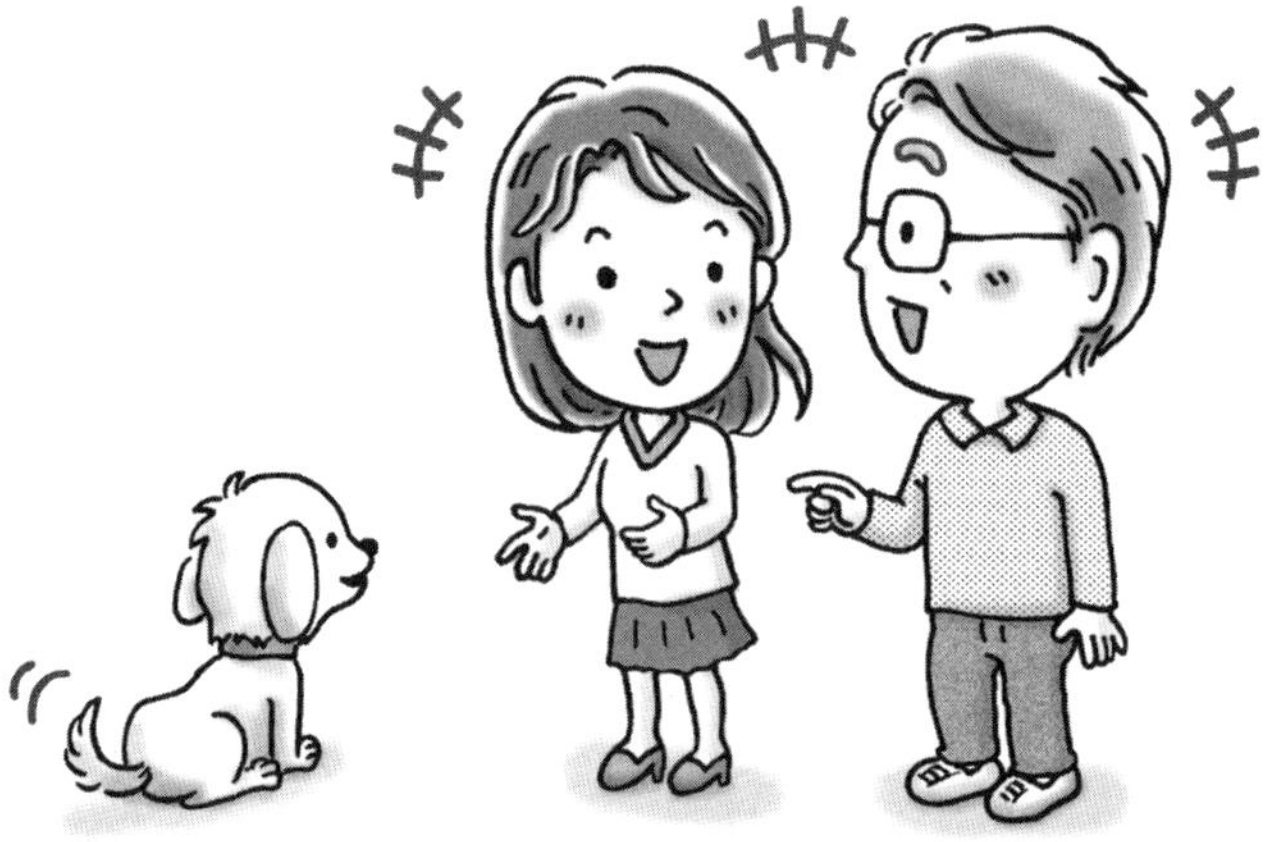

会話が弾んで楽しい雰囲気に
「かわいいね」「ホント、かわいいわね」

じゃねーよ！」という決めゼリフも、２０１８年の新語・流行語大賞のベスト10に入りましたが、これはネガティブな言葉ですね。５歳の女の子にこんなことを言われたら、ホントに生きているのがつらくなります。視聴者は、出演者が子どもに叱られている場面に痛快さを感じているのでしょう。自分よりも上位の人（テレビタレントのような庶民の憧れの人）が下位の人（子ども）に叱られているのを見て快感を感じるのは、水戸黄門のストーリーに重なるところがあります。「他人の不幸は蜜の味」ですから。

笑いの発達をあとで示しますが、４歳から友だちに意地悪して笑います。嘲笑です。これを優越の笑い・攻撃の笑いといいます。しかし、このような快感は「いじめ」につながると思います。漫才で相手をどついて笑いをとるようなものは質の低い快感と思います。快感はポジティブ感情ですが、他人を貶《おとし》めて快感を味わうのではなく、他者に役立つ「利他行為」で快感を味わってほしいと思います。

楽観主義と悲観主義

ペシミスト（悲観主義者）の特徴は、「悪いことは長く続き、自分は何をやってもうまくいかないだろうし、それは自分が悪いからだ」と思い込むことです。ネガティブ思考の悪循環でうつ状態に陥りやすいのです。一方、オプティミスト（楽観主義者）の特徴は、「敗北（失敗）は一時的なもので、その原因もこの場合だけだ。挫折（失敗）は自分のせいではなく、そのときの状況とか、不運とか、他の人によるものだ」と信じることです（失敗の原因を他者に転嫁できる）。それに、めげない。これは試練だと考えて、もっと努力する。その結果、学校でも、職場でも、スポーツでもよい成績を上げる。そして、より健康になる。……どうも悲観主義者よりも楽観主義者のほうが健康で楽しい人生が送れそうです。先ほど紹介した、ポジティブ心理学の祖であるセリグマン氏は、25年の研究から確信をもって言いきります――〈不幸は自分の責任であり、永続的で、運が悪いから自分は何をしてもうまくいかない、と常に信じている人は、そう思っていない人よりもさらに不幸に見舞われることが多い。さらに抑うつに陥りやすく、能力以下の業績しか上げられず、病気にもかかりやすい[*9]〉。

ただし、１００％ポジティブでいる必要はありませんし、落ち込まない程度の反省も必要です。会社の場合は、社長はポジティブ思考の楽観主義、経理部長はネガティブ思考の悲観主義がいいようです。社長も経理もポジティブばかりだと、会社が潰れます。常に純粋にポジティブではなく、かなりポジティブ・ちょっとネガティブくらいにバランス感覚をもつことが大切ですね（この３：１の黄金比についてはあとのお楽しみに）。

ポジティブ感情で寿命が伸びる

幸福感といったポジティブ感情をもつと、具体的にはどんなよいことがあるのでしょうか？ そうした感情をもちながら生きている人は長寿になるという研究がありますので、紹介しましょう。

健康診断で喫煙や飲酒などについて医師が質問し、それに対する受診者の回答と寿命との関係を調べてみました。すると、タバコを吸ったり酒を飲みすぎたりと不健康な回答をする人は寿命が縮むという当然の結果とともに、「あなたは幸せですか？」という問いに「はい」と答

表4　質問に「はい」と答えた人の寿命

質問	年数※
一日にタバコを何本吸いますか？	−3年（20本）
ちゃんと運動はしていますか？	＋3年
飲酒はたしなむ程度にしていますか？	＋2年
お酒を飲みすぎていますか？	−7年
幸せですか？	**＋9.4年**

※…「いいえ」と答えた人の寿命と比べたもの。

えた人は「いいえ」と答えた人に比べて寿命が9・4年長いという研究結果でした（表4）[*10]。幸せを感じながら生きると寿命が延びるようです。ただし、寿命が5年延びるごとに認知症リスクが倍増することはお忘れなく。

脳のご褒美―ドパミン―

嬉しいとき、脳には〝ご褒美〟神経伝達物質のドパミンがドッと放出されます。そして、ドパミンが創造性を豊かにし、やる気をもたらします。

人間は生まれつき、美味しいものや性的なものでドパミンが出ます。美味しいものを見ただけで笑顔になり、ドパミンが出てたくさん食べるので、自己保存（生存）に役立ちます。性的なものでドパミンが出るので種族保存に役立ちます。人間の特徴は、こうした生理的な刺激だけでなく、お金をもらうなどの報酬、素晴らしい音楽などの芸術、他人に親切にするという利他行為でもドパミンが出ることです。そして、これらは人生を豊かにします。特に利他行為でドパミンが出て喜びを感じることは、認知症になっても大切です。たとえ認知症になっても、他者の役に立つことでドパミンが出て喜びを感じ、嬉しい人生を送れます。

　ドパミンはやる気を引き出します。ネズミでの実験ですが、脳の側坐《そくざ》核《かく》というドパミンが働く部位（快楽中枢）に針電極を刺しておき、レバーを押すと電流が

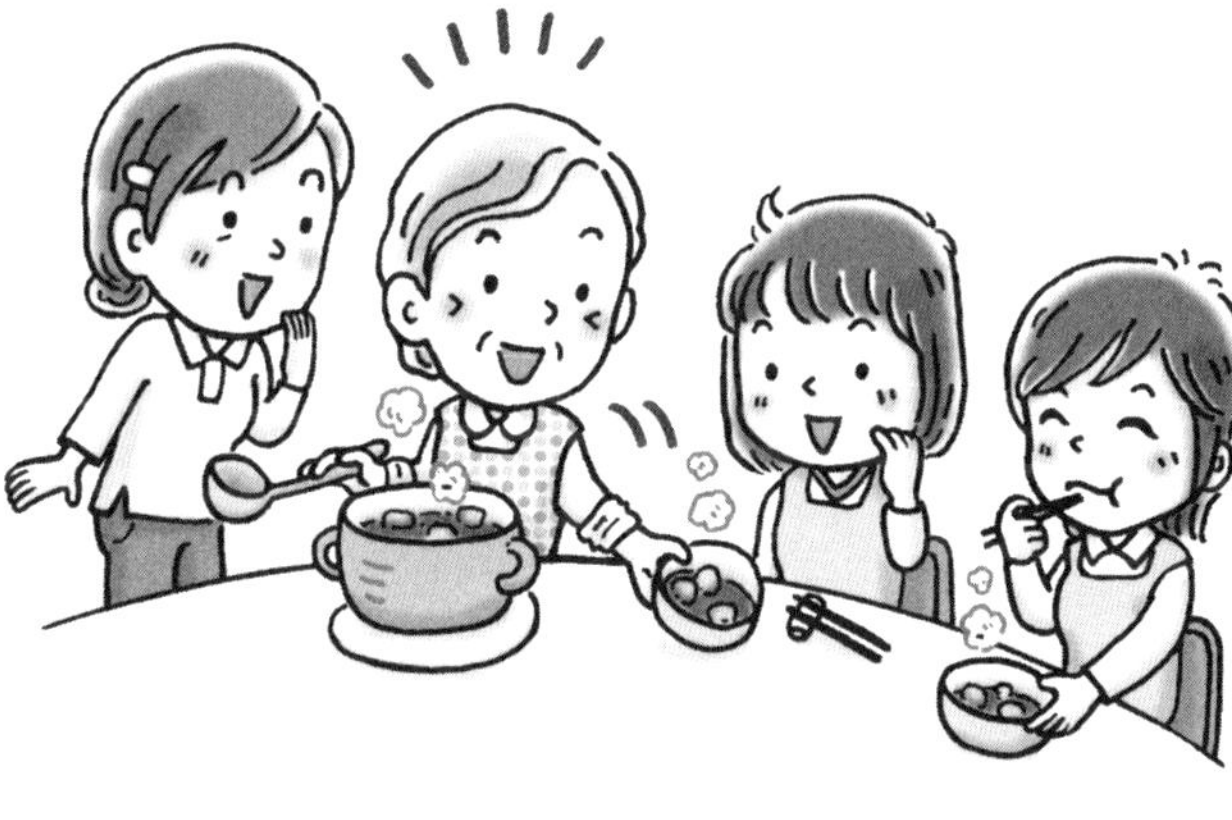

ほめられてやる気アップ
スタッフ「ほんと、おいしいです！」「すごい！」
高齢女性「また作ってあげるよ」

流れるようにします。すると、ネズミはレバーを必死に押し続けます。レバーを押すといい気持ちになるので繰り返すのだと考えられます（ネズミはしゃべってくれないので推測です）。逆に、側坐核にドパミンを働かなくする薬剤を注入されたネズミは、やる気をなくします。人は「ほめられるとドパミンが出て、やる気がアップする」という仕組みをもっています。叱られてやる気になる人はまれです。ほめられるとやる気になるのが通常です。なのに、「部下を叱る上司」「子どもを叱る親」が多いのが現状です。これを逆転したら、部下も子どもも能力をもっと発揮するでしょう。もちろん認知症の人も。

満足―セロトニンも大切―

ドパミンでやる気が出るのですが、ネズミの側坐核を電気刺激した実験のように、ドパミンのもたらす快楽にはとめどがありません。例えば、買い物依存症もドパミンと関係しています。「欲しいバッグを買えると嬉しい↓ドパミンが出る↓もっと高いバッグを欲しくなる↓買えると嬉しい↓ドパミンが出る↓もっと高いバッグを欲しくなる」と際限がないのが依存症です。そこで、「満足」が必要になります。「欲しいバッグを買えたので、これで満足」ならばよいですね。この満足には、セロトニンという神経伝達物質が欠かせません。セロトニンが心の平穏をもたらすのです。セロトニンは、心の安定のほかに、覚醒作用により頭をすっきりさせる、姿勢筋・抗重力筋に働いて背筋が伸びたよい姿勢をもたらす、痛みを抑制する、自律神経を調節するなどの健康作用を発揮します。

セロトニン研究の第一人者である有田秀穂氏（東邦大学名誉教授）は、①リズミカルな運動を続ける（毎日30分程度で3か月以上）、②ハグや手もみなどのタッチケアや井戸端会議などのグルーミング（本来はサルの仲間同士の毛繕いですが、人の場合は井戸端会議のゴシップで仲間づくり）でオキシトシンの分泌を増やす（この分泌を介してセロトニンが増える）、③午前中に太陽光を浴びる（２５００ルクス以上の明るい光）、④バナナや納豆などセロトニンの原料となるアミノ酸トリプトファンを含む食品を食べる、⑤感動して泣く、などをセロトニンを増やす方法として推奨しています（次ページの表5）[*11]。

最も有効なのはリズミカルな運動です。チューインガムを噛むだけでもよいそうです。米国の野球選手はガムを噛みながらバッターボックスに立ちますが、セロトニンで心を平静に保つ効果が期待されます。

表5　脳の疲れがとれる生活術－メラトニン、セロトニン、オキシトシンを増やす－

1. 夜は早く眠る　[睡眠誘発ホルモンのメラトニン↑]
2. 夕食後はパソコン、スマホを操作しない（ブルーライトがメラトニンを壊す）　[メラトニン↑]
3. 夜は携帯電話で長話をしない、ベッドの近くに携帯電話を置かない　[メラトニン↑]
4. 朝日を浴びる（朝型の生活に）　[セロトニン↑]
5. 朝と夕方に30分程度歩く（ジョギング、サイクリング、スイミングなどのリズム運動を30分程度）　[セロトニン↑]
6. 呼吸法を行う（これもリズム運動／一日の中で何回か5分程度腹式呼吸をする（ヨガ、気功、坐禅など））　[セロトニン↑]
7. 家族で団らんする　[オキシトシン↑（セロトニンも↑）]
8. 夫婦、恋人とふれあう　[オキシトシン↑（セロトニンも↑）]
9. 感情を素直に表す　[オキシトシン↑（セロトニンも↑）]
10. 親切を心がける　[オキシトシン↑（セロトニンも↑）]

座禅の丹田《たんでん》呼吸法も有効です。普段の意識しない呼吸は生きるための呼吸で、吸気時に横隔膜を収縮させています。一方、心を整える呼吸は意識を集中して呼気時に腹筋を使います。普段の呼吸は無意識に吸って吐くので「吸呼《きゅうこ》」ですが、心を整える呼吸は意識的に吐いて吸うので、まさに「呼吸」となります。呼吸に意識を集中して、10秒くらいかけてゆっくりと息を吐き出します。このとき腹がへこむように腹筋を収縮させ、吐き終わったら自然に息を吸い込みます（腹式呼吸）。これを繰り返すだけです。最近、マインドフルネスやヨガが流行っています。その呼吸法もこれに近いものです。

呼吸に意識を集中して、雑念は「ストップ」する。雑念は次から次に湧いてくるものですが、すべてストップ。呼吸に意識を集中します。

筆者は電車に乗っているときに、時間の有効活用で数分間これを行います。まだ修行が足りないので、数分後には中断して別なことに意識が向いてしまいますが、30分くらいは続けられるようにしたいものです。腹式呼吸は腹筋の強化に有効なだけでなく、上半身がすっきり伸びて、腹がへこみ、姿勢が若返ります。セロトニンには姿勢をよくする効果もあるのです。

セロトニンが増えると、セロトニンから作られるメラトニンも増えます。そして、メラトニンはぐっすり眠る作用をもたらしますので、昼はセロトニンの作用で姿勢がしゃきっとして頭はすっきり、夜はメラトニンの効果でぐっすりという効果が得られます（表5）。メラトニンはブルーライトで壊れるので、就眠前の2～3時間はテレビやスマホを控えたほうがよいでしょう。また、夕食後の照明は青白い昼光色よりも赤みの強い電球色でやや暗くするとよいですね。

愛着―オキシトシンを増やそう―

前項で、セロトニンを増やすためにオキシトシンの分泌を増やすのが有効と書きました。このオキシトシンは脳下垂体後葉《のうかすいたいこうよう》から分泌されるホルモンで、様々な健康効果をもっています。

まず、愛情ホルモンといわれるように、人への親近感・信頼感が増します。赤ちゃんが母親の乳首を吸うと、母親の脳からオキシトシンがドッと分泌されて、赤ちゃんへの愛着が深まります。授乳は単に栄養補給という意味だけでなく、母親と赤ちゃんの絆をつくるのに重要な役割を担っているのです。

またオキシトシンは、脳のストレス中枢を抑制してコルチゾールというストレスホルモンの分泌を抑えることで、ストレスを消して幸福感をもたらします。さらにセロトニン神経系を活性化するので、覚醒、心の安定、良好な姿勢をもたらします。心が平穏になると血圧の上昇を抑えることができます。そして、心臓の機能をよくします。こうして長寿をもたらすといわれます。[*11]

オキシトシンを増やす方法は、授乳のほかに、夫婦・恋人とのふれあいやマッサージといった他者との接触があります。非接触で簡単にできるのは、他者への親切を心がけること、家族との団らん、井戸端会議（ゴシップで盛り上がる）や長電話、居酒屋などでの親しいコミュニケーションです。68ページの表５をもう一度ご覧ください。

笑顔の効用

微笑むのが笑顔（smile）、そして、声を出すのが笑い（laugh）です。微笑みや笑いのようなポジティブ感情が脳の創造性や人生を豊かにし、健康にもよいことはすでに述べた通りです。

この笑い、人間は生まれてすぐに身につけます。歩くよりもしゃべるよりも前に、笑顔を身につけます。順番に見ていくと、次のようになります。

①快の笑い――生後３～４週で、授乳後に笑顔を示します。一番原始的な笑いで、認知症になっても最後のステージまで「快の笑い」が残ります。

②社交上の笑い――生後４～６か月で、母親の示す笑顔に赤ちゃんが笑顔を返します。社会的微笑です（次ページの図７）。これも重度の認知症になっても寝たきりになっても

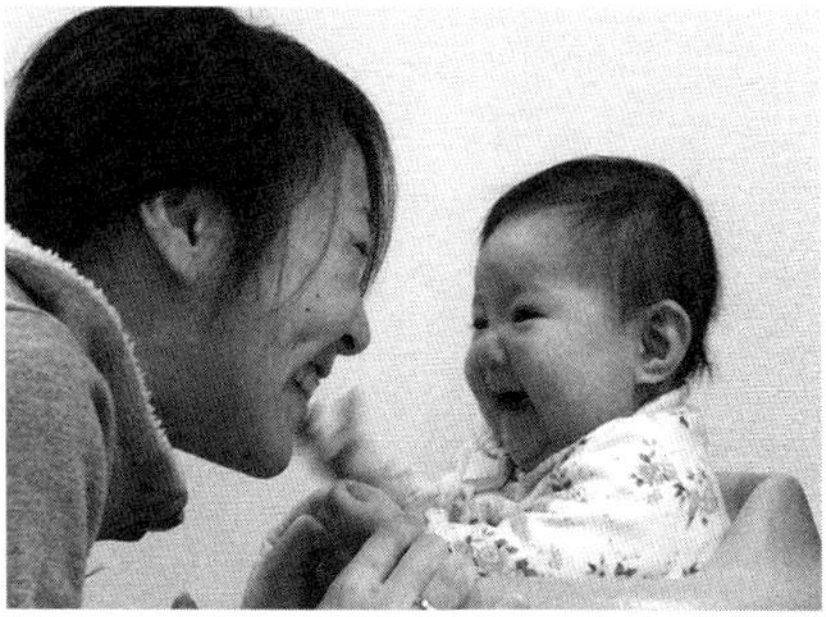

図7　社会的微笑（5か月）
母親の笑顔が赤ちゃんに伝染する。

残ります。

③緊張緩和の笑い――生後5〜6か月で、タカイタカイと持ち上げられてびっくりしたあと、抱きしめられて安心すると笑みがこぼれます。

④価値無化の笑い――3歳から、自分の失敗を笑ってごまかします。照れ隠しです。

⑤優越の笑い・攻撃の笑い――4歳から、友だちに意地悪をして笑います。嘲笑です。

⑥高度な社交上の笑い――5歳から、嬉しくないプレゼントをもらっても、笑顔で「ありがとう」と礼を言い、相手の気持ちを尊重します。

このように、笑いも成長とともに発達します。[*12] そして、認知症になると、高度な社交上の笑いから難しくなっていきます。認知症が進むと、欲しくないものは「いらない」と不機嫌に断ります。こうして表情をバロメーターにすると、認知症の人がよい状態なのかよくない状態なのかが直ちにわかります。快の笑いは最後まで残りますから。

ひとくちコラム

笑いで認知症と心臓病、脳卒中を予防

笑うと健康によいことは、何となく実感できますよね。では、病気との関係はどうなのでしょうか。実は、笑いと病気の関係がちゃんと調べられており、笑う人は病気になりにくいということがわかっています。

秋田県と大阪府の健康診断を受診した住民４７８０名の笑う頻度と、「いつも同じことを聞く」といった認知機能低下のサインとの関係を解析した研究があります。

それによると、まず、笑う頻度は、女性よりも男性のほうが低い傾向にあり、高齢になるほど毎日笑う人の割合が減る傾向にあることが示されました。そして、ほぼ毎日笑う人に対して、ほとんど笑わない人は認知機能低下サインの出現リスクが２倍以上という結果でした。[*13] 高齢男性の皆さん、たくさん笑いましょうね。

また別の研究では、日本国内30か所の高齢者２万９４３名のデータを分析した結果、毎日笑う人に対して、ほとんど笑わない人は心臓病のリスクが１・２倍、脳卒中のリスクが１・６倍高いと報告されています。[*14] やはり、笑いは健康

だけでなく、病気の予防にもよさそうですね。

笑うと楽しくなる—笑いヨガ—

社長がワッハッハと笑うと、隣の部長がヘッヘッヘと笑い、秘書がフッフッフと笑う。笑いにも階級があるそうです。さあ、社長笑いで楽しくなるかどうか、実験してみましょう。でも、いきなり「皆さん、笑いましょう！」と言われても、楽しくないのに笑えない……と思ってしまいますね。そこで、そのコツとして、笑いヨガ[*15]を伝授します。さあ、やってみましょう。

姿勢を正して、深呼吸です。バンザイしながら大きく大きく息を吸って、「ハッハッハッハッハッハッハッ」と大声を出しながら、最後まで息を吐き出します。このとき、上げた両腕をゆっくり下ろします。腹筋を意識して社長笑いで息を吐き出せましたか？ 次は、笑顔を作って行います。ハイ、大きく息を吸って……、笑顔で「ハッハッハッハッハッハッ」です。これを周りの人と向き合ってやるとさらに効果的です。自分一人しかいない場合は、洗面台の鏡を見ながらやりましょう。鏡は笑いの自動練習機です。これが、笑いヨガの最もシンプルな方法です。

どうですか？ 笑うと楽しくなってきましたか？ 人は楽しいから笑うだけでなく、笑うと楽しくなります。そして、笑顔は伝染します。自分も周りの人も笑顔になります。笑いヨガ、いいですね。毎日の生活で笑いがないという人、一日に1回は笑いヨガを実践しましょう。きっと心が上向きます。

笑《わら》医《い》学《がく》

笑ったときに遺伝子レベルでどんな変化が生じるのかを研究している医学者がいます。筑波大学名誉教授の村上和雄先生です。その著書[*16]でこんな研究が紹介されています。糖尿病患者に昼食後、一日目は医学部教授による笑えない「糖尿病に関する講義」を、二日目は鈴々舎馬風《れいれいしゃばふう》さんの「おもしろい落語」を聞いてもらいました。そして、それぞれの終了後に採血すると、大学教授の講義後は血糖値が平均123㎎/㎗上昇、落語を聞いたあとは平均77㎎/㎗の上昇で、落語のほうが昼食後の血糖値の上昇が少なかったのです。さらに、遺伝子の発現状況をDNAマイクロアレイで調べると、23個の遺伝子が笑いによって発現している（その遺伝子が読まれてmRNAがつくられ働いている）こともわかりました。笑いは遺伝子発現を変化させて身体の代謝を変えます。

このほかにも、がん細胞を見つけて攻撃する免疫細胞のナチュラルキラー細胞（NK細胞）が笑うと増えることなど、笑いが身体によい効果をもたらし、寿命を延ばす方向に働くことが示されています。リウマチなど免疫が関係する病気は、たくさん笑い、気持ちを前向きにもつことが有効です。病気を心配したり、病気でつらいと口に出していると、逆に進行が早まります。

笑うこと自体が深呼吸効果をもたらし、腹筋や呼吸筋を強化します。また、笑うとエンドルフィンという脳内麻薬が出て、鎮痛効果があります。痛いときにはお笑いビデオが有効なようです。

そして、他者との笑いは、円滑なコミュニケーションをもたらします。笑うとよいことばかりですね。

二面性に気づく

図8のイラストを見てください。黒いほうに注目すると花瓶に見え、白いほうに注目すると向き合う顔に見えます。一つの画像なのに二つの解釈が生まれます。そして、一度どちらかに見えると、別の見方が少し難しくなります。これが脳の性質です。

あるテレビドラマでこんなセリフがありました。たくさんの人を招待して盛大に行われた長女の結婚式の場面です。

三女「こんな盛大な結婚式をしてくれて、お姉さん幸せね！」

次女「そうねぇ、こんな家風の家に嫁いで、お姉さん苦労するだろうね」

両者が同じ場所にいて同じ場面を見ているのに、正反対の見方をしています。そして、どちらも正しいでしょう。世の中の出来事は表裏一体です。どんなことにも二面性があります。どんな視

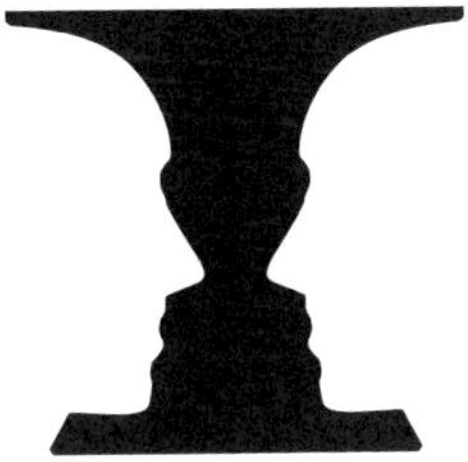

図8　二面性を示すルビンの壺

点で見るかによって、見え方が変わるのです。そして、ポジティブな面ばかりを感じる人はよりハッピーに、ネガティブな面ばかりを感じる人はより不幸になっていく、というのがポジティブ心理学の基本的な考え方です。

次の例はいかがですか？　得意げに自慢話をする人に対応している場面です。

Aさん「もう、うんざり。自慢話を聞かされる身になってよ。少しも楽しくないよ」

Bさん「(相手と一緒に楽しい気持ちになって)聞き上手な私はなんてやさしい人間なんだろう」

どうせ自慢話を聞くなら、Aさんのようにネガティブなことに意識を向けてストレスを溜めながら聞くよりも、Bさんのように自分の強みに目を向けてポジティブ感情をもって聞くほうが、自分の脳と身体によいと思いませんか？　ポジティブ感情は脳と身体によいのですから。

もう一例。他人からお金をもらうことになった場面です。

Aさん「他人から施しを受ける身になって、悲しい」

Bさん「お金をくれた人は喜びを感じているだろう。私はその人がよい行いをする機会を与えた。素晴らしい」

日本人は一般的に、他人に世話や施しを受けると惨めな思いをします。ネガティブなことに意識を向けているAさんのタイプですね。一方、Bさんのようなポジティブなとらえ方はインド人に多いといいます。インド社会は喜捨（余裕ある者による貧しい者への施し）を義務とするイスラム教の影響を受けていて、施しを与えたほうは徳を得て、また与えられたほうもその功徳に貢献するとされているからかもしれません。このように、日本人の常識的な考え方にとらわれず、別な見方を探してポジティブにとらえる。練習すると、できるようになりますよ。

ひとくちコラム

ポジティブ感情を増やすコツ

ポジティブが大切だからといって、絶えずポジティブである必要はありません。あとで、黄金比「3：1の法則」（97ページ）が出てくるように、「ポジティブ多めで、少しネガティブ」でよいのです。ですが、人生、ネガティブなことにも多々遭遇します。そこで、ポジティブ感情を増やすコツを紹介します。

筆者の場合、前橋の自宅から東京の職場へ通勤しているので、電車の中で過ごす時間とか、会議もなくて執務室でちょっとのんびり過ごしている時間に実践します。先に、電車の中でできることとして、腹式呼吸をして心を整えるマインドフルネスを勧めましたので（68ページ）、ここでは筆者が執務室でどのようにポジティブ感情を増やしているかを例示しましょう。

まず姿勢を正して、自分に問います――「この状況のよい点は何か？」「今の自分の状況で、恵まれていると思える点は何だろう？」。

頭に浮かぶのは、①会議がなく、部屋で煎餅をかじって、至福のひとときだ、②健康でここにいられて嬉しい、③電話で煩わされないから嬉しい、④足下にパネルヒーターがあって温かい、⑤外が見えて公園の木々がきれいだ、⑥これで給料をもらえるなんて幸せだ、⑦本を読めて嬉しい、⑧メールが届いて、世界とつながっていることが感じられて嬉しい、などなど…。とりとめのないことですが、こうしてポジティブ感情を育てます。

その結果、創造性が高まり、思考が柔軟になり、よい考えが浮かび、前向きなプロジェクトを発案することができるわけです。でも、こうして、盛りだくさんの思いつきで周りのスタッフを叱咤《しった》激励して迷惑をかけ続け、「先生は元気ですね」と皮肉（？）を言われています。

脳は単純

脳は単純で、口に出したことを正当化します。だから、なるべくポジティブなことを口にするようにします。例えば、「人生はつまらない」と声に出すと、脳はその言葉を正当化するように働きます。人生がつまらない理由をたくさん見つけ出してしまうのです。逆に、「人生は楽しい」と口にすると、脳はその理由をたくさん見つけ出し、口に出した言葉を正当化してくれます。

常識的には、「人は考えたことを口にする」というのが普通です。でも、考えるのは口に出したあとなのです。どういうことか説明しましょう。

人間は頭で考えて意思決定していると、誰もが思っています。ところが、人間の意思決定（選択）の多くは意識下（扁桃体《へんとうたい》など）で直感的に行われ、そのあとで無意識に選択したことを正当化する理由づけを脳（大脳皮質）が行っていることが研究で示されています。例えば、２枚の顔写真を見せて、どちらが好みかを尋ねると、選択ボタンを押す０・８秒前から視線は選んだほうに集中します。意識下で決めてから決定ボタンを押して意思表示するまでに０・８秒の時間があるのです。この無意識と意識の間《ま》が理由づけに要する時間と考えられています。[17]

この脳の性質を利用して、ポジティブなことを言語化してしまえば、脳はその言語化したことを正当化するように理由づけをしてくれるでしょう。

このメカニズムを使って、夜寝る前にポジティブなことを三つとその理由を書く「ポジティブ日記」をつけると、うつが吹っ飛び幸せになるという研究があります（191ページを参照）。夜寝る前に「今日はいい日だった」と振り返り、それを言語化する。そうすると幸せになれるのですから脳は単純です。

ここで、「認知症ポジティブ！山口塾」の受講者アンケート[6]に書いてもらった事例を紹介しましょう（一部改変してあります）。

介護施設に入居しているAさん。施設を抜け出し、散歩（？）に出たのですが、居場所がわからなくなり徘徊して、警察に保護されました。警察からの連絡で迎えに行った施設のスタッフが警察官に頭を下げ、迷惑をかけたことを謝っている様子を見たAさんは、「警察の世話になって謝っている施設スタッフを自分が迎えに来てあげた」つもりになっています。自分が道に迷って徘徊したことはすっかり忘れているわけです。そして、目の前で繰り広げられている光景（スタッフが警察官に謝っている）を見て、自分に都合のいいように解釈しました。まさに「脳は単純」、自分に都合よく解釈してくれる、を実行しています。幸い、それを許容できるスタッフだったので、事態は丸く収まりました。このように自分に都合よく解釈する能力は、認知症が進むほど冴《さ》え渡ります。本人は警察官に謝るスタッフを助けてあげたと解釈し、スタッフは警察にお世話になった利用者を支援できたと思う。共に利他行為で笑顔になれますね。

脳は幸せに生きるポテンシャル（潜在能力）をもっています。だから、認知症になっても幸せに過ごしていけるのです。

年を重ねるほど幸せ！―ポジティビティ効果―

年を重ねるほど、失敗や嫌な思い出などネガティブな経験が増加するにもかかわらず、加齢に伴ってポジティブな感情が上昇し、ネガティブな感情が低下します。[*18] 脳は、高齢者にとって好都合にできていますね。

本来、記憶は失敗をしっかり覚えます。それは、再び失敗しないようにするためです。ところが高齢者では、例えば、楽しい旅行の写真と墓の写真を見せると、楽しい写真のほうが強く記憶に残ります。この、ポジティブなものに対する記憶が強くなるのが「ポジティビティ効果」です。

筆者らの研究でも、認知症高齢者は笑顔に敏感だが、怒り顔には鈍感になることがわかっています。[*19] 高齢になると自分にとって都合がいいように、楽しいことが記憶に残り、笑顔にはしっかり気づき、怒り顔はスルーするのですから、高齢になるほどハッピーです。

ということで、高齢者の自慢話には、笑顔でおつき合いしましょうね。「同じ話を何回も笑顔で聞いてあげられるなんて、私はなんてやさしい人間なんだろう」とつぶやきながら。つぶやくことで脳はその理由をたくさん見つけてくれ、確信が深まります（前項を参照）。

また、行動の動機づけが、将来に対する投資から安寧《あんねい》の探求へと、加齢によって変化します（「社会情動的選択性理論」といいます）。若年者は、将来のために他者とのつながり（社会的ネットワーク）を拡大しようとしたり、仕事を発展させよう、知識をより深めようと、未来志向で頑張るのでストレスが大きいのです。一方、高齢者は、つながりを狭めて、親しい人たちだけとの関係を深めるので、ストレスもなく生活を楽しめるというわけです。

「老人力」という言葉が1999年頃に流行りました。もの忘れが進むなど老化による衰えをマイナスにとらえるのではなく、「老人力がついてきた」とポジティブにとらえる逆転の発想でした。「ぼけが進んだ」と言わず、「老人力がついた」と言うと、〝力がついた〟というよいイメージに引っ張られます。こんな前向き思考で生きることが、脳老化の進行を遅らせます。お節介ですが……、高齢になっても筋トレすると力がアップしますが、こうした老人の力強さを「老人力がついた」と言ってはいけませんよ。忘れる力がついたのが老人力です。

失敗を消し去る「合理化」

イソップに「酸っぱい葡萄《ぶどう》」という寓話《ぐうわ》があります。キツネが木に美味しそうなブドウが実っているのを見つけ、懸命に飛び上がって取ろうとしましたが、届かない。何度も取ろうと試みましたが取れませんでした。諦めて去るとき、キツネは「どうせ、こんなブドウは酸っぱくてまずいだろう」と言ったとか。

これ、心理学で「認知的不協和」や「合理化」（自己防衛）といわれる脳の働きです。キツネは「このブドウは美味しい」と判断して行動したのに、行動後は「このブドウはまずい」という逆の判断になったのですから、不協和ですね。また、「諦めた」自分の判断・行動を正当化する理由づけをしているので、合理化です。この寓話からも、脳が都合よくできていることを納得してもらえるものと思います。

そんなわけで、認知症になっても大丈夫です。脳は失敗したあとで、言い訳を考え出してくれます。ですから、失敗してもあまり惨めになりません。認知症の本人はそれなりに幸せです。

一方、その失敗を見ている周りの健常者は、「あんなこともできなくなって惨めな人だ」と感じているかもしれません。でもそれは、見ている人が「自分ならできる」と考えているからにすぎません。その人もできなければ、できないことを正当化する理由づけを脳がしてくれます。認知症でも、認知症でなくても一緒です。脳はいつでも自分を守ってくれます。ホント、都合よくできています。周りの人が、健常者がもつ価値観（「できなくて惨め」）を捨てて、認知症の人の視点でその行動を理解できるようになれば、認知症の人も安心して暮らせます。

キツネが取ろうとしたブドウですが、美味しいかまずいかは、食べてみないとわからないですね。ところが、食べても本当のことがわからないというのが、「甘いレモン」の話です。レモンが甘いはずはないのですが、自分が苦労して手に入れたレモンだと、「これは絶対に美味しい」と自分に言い聞かせて、味覚にも好影響が出るようです。

筆者の講演会でも、主催者が参加者アンケートで「今日の講演はどうでしたか？」と質問し、「よかった・少しよかった・少しよくなかった・よくなかった」から選んでもらうようなことをします。すると、「よかった」という回答が圧倒的多数で、主催者も講演した筆者も喜びます。これ、甘いレモンの法則です。参加者は自分の時間をこの講演会を聴くために使い、往復の費用や時間までかけてやってくるわけです。そして、質問に「よくなかった」と答えれば、自分の行動が無駄になります。自分が参加して貴重なコストを費やした以上、講演は「よかった」でなくては

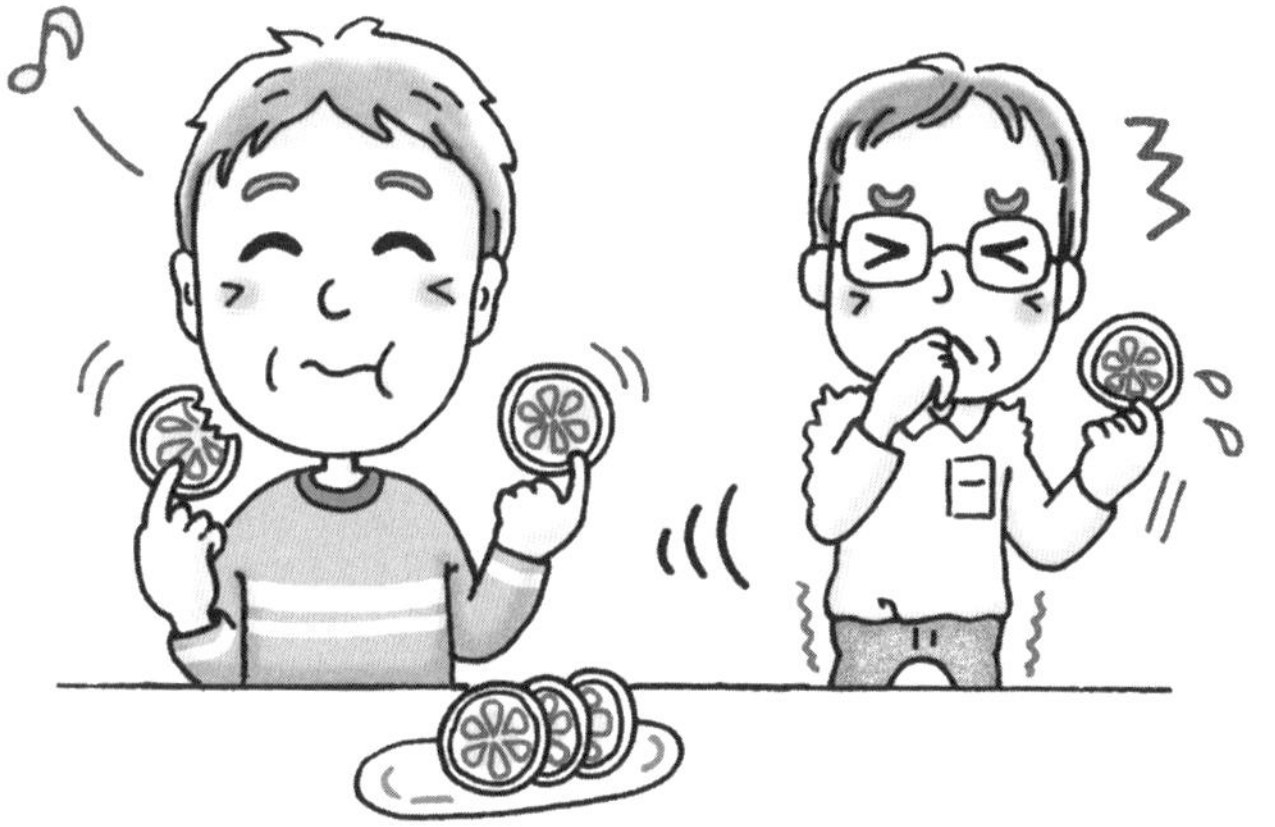

酸っぱいレモンも甘くなる
「このレモン、高かったんだー、美味しいよ」「うー、酸っぱい！」

ならないのです。こうして、アンケート結果は実際よりもよい方向にシフトします。酸っぱいレモンが甘いレモンになってしまう法則です。

前向きに人生を生きましょう。行動の理由は、脳があとから都合がいいように考えてくれますから。

判断は情動が先で理性があと

大脳皮質（脳）が人間らしさや理性をつかさどっており、アルツハイマー型認知症になると大脳皮質の働きが徐々に低下するので理性や人間性が失われていく、と恐れられています。しかし、その考え、誤っています。

確かに、認知症が進むにつれて理性が少しずつ失われ、人間性も変化していきます。しかし、人間の行動判断に大きな影響を与えるのは、理性ではなく情動です。昔の常識では「理性で判断」ですが、最近の脳科学の進歩で、時間的には情動のほうが少しだけ先行することが示されています。1秒の千分の一のミリ秒単位なので、ごくわずかの時間ですが、情動が理性よりも先です。人間は感覚的に行動決定を行い、理性があとから、その行動（判断）の理由づけをしていると考えられているのです（81ページの「脳は単純」を参照）。

　例えば、床に蛇に似たひもがあるのを見たとき、その視覚情報は先に扁桃体《へんとうたい》に届き、「蛇かも」という恐怖心から、それを避ける反応（逃避反応という身体の動き）が先に起こります。視覚情報は同時に後頭葉《こうとうよう》にも届くのですが、それが色・形・動きなどの情報として後頭連合野《こうとうれんごうや》で分析され、その結果が側頭葉《そくとうよう》に届いて、過去の経験・学習で得た知識と照合されて「ひも」だと認識されるのは、逃避反応のあとのことです。よって、時間的にはびっくり反応（情動反応）が先で、大脳皮質による「安心な物体だ」という判断はあとから生じます。脳の働きには「直感」（筆者は、心の目で見て全体を一挙に把握する「直観」と表す禅的な表現が好きです）と言い表せる素早い判断と、人間で高度に発達した、大きくて複雑な大脳皮質を使う「思考（理性）」による「判断の理由づけ」があります。人は直感ではなく十分思考して理性で判断したと思い込んでいますが、実は、その前に直感で判断していることが多いのです。

　人が生きていく上では、理性と直感の両方が大切です。認知機能の高さはＩＱ（知能指数）で表しますが、情動はＥＱ（Emotional Intelligence Quotient／感情の知能指数）で示されます。認知症の人のＩＱとＥＱを測った研究によると、ＩＱはアルツハイマー型認知症によって少しずつ低下していきますが、ＥＱは中等度認知症になっても多くの人で正常でした[*20]。

10年以上前ですが、ある介護施設を見学しているとき、ふらふらと歩き出した人が転倒しそうになりました。見ていた筆者は「危ない！」と直感したのですが、とっさには動けませんでした。しかし、近くにいたアルツハイマー型認知症の人が素早く駆け寄り、手助けしました。このとき筆者は、アルツハイマー型認知症で記憶はつながらなくなっても、人として大切な行動はできるのだとわかり、今でも記憶に強く残るイベントとなっています。「誰かのために動きたい」という人間らしい利他行為の情動は、認知症になっても保たれています。

認知症の人は直感で行動し、残された理性を総動員して理由づけを行い、失敗を正当化するような合理化をして幸せに生活しています。そして、利他行為をしたいと思っていますし、できたときは生きる喜びを感じています。「認知症だから不幸」というのは、健常者の思い込みです。

幸せは心のベクトルで決まる

認知症という生活の困難を背負っているのに、どうして幸福をめざすことができるのか。筆者は、幸・不幸を決めるのはその人の心の方向であり、外見的な立ち位置としての幸・不幸があるのではないと考えています（図9）。貧しくて生活に困っていても幸せな人はいます。逆に、経済的に恵まれていて生活が豊かでも不幸な人がいます。

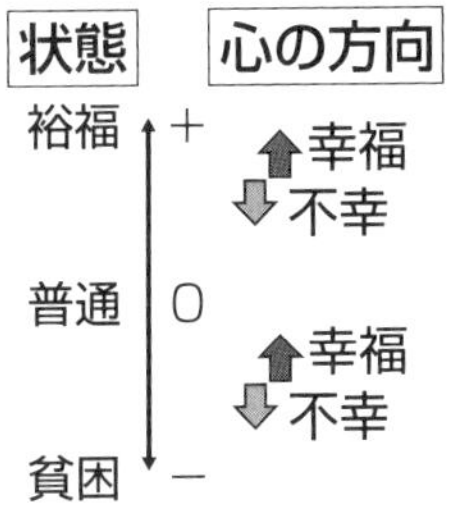

図9　幸・不幸は心の方向で決まる

外見的な立ち位置が不幸でも、心の方向がポジティブ（上向き）であれば幸福で、外見的な立ち位置が幸福でも、心の方向がネガティブ（下向き）だと不幸ということです。

シェイクスピアの戯曲『ハムレット』に、「世の中には幸福も不幸もない。ただ考え方でどうにでもなるのだ」という言葉があります（原文は"Nothing either good or bad, but thinking makes it so."というセリフで「よい・悪いは考え方次第」という意味であり、幸・不幸とは言っていない）。考え方次第で人生が変わってくることを示しています。

世間を騒がせるニュースを見ると、何十億円も報酬を得ているのに、さらに報酬を得ようとしたり、自分の損失を会社に払わせるような強欲の金持ちが話題になっています。金持ちになるほど、もっとお金が欲しくなるようですね。たとえ貧しくても、今の生活に感謝しながら暮らしていける人が幸せなようです。認知症があるとかないとかいう環境要因は、あまり関係しないようです（34ページを参照）。

well-beingをめざす

世界保健機関（ＷＨＯ）憲章はその前文で、健康（health）について、「健康とは、病気でないとか、弱っていないということではなく、肉体的にも、精神的にも、そして社会的にも、すべてが満たされた状態（well-being）にあることをいいます（日本ＷＨＯ協会訳）」と定義しています。ここでは、well-beingが「満たされた状態」と訳されています。また、リハビリテーションの分野で使われる国際生活機能分類（ＩＣＦ）では、well-beingを「安寧」と訳して

表6　well-beingの5要素

要素（測定可能）	説明
ポジティブ感情	楽しみ、歓喜、恍惚感、温もり、心地よさなど、「快の人生」
エンゲージメント	無我夢中になり没入する感覚（フロー）、「充実した人生」
意味・意義	人生の意味や目的、「有意義な人生」
達成	勝つ、成し遂げる、「達成の人生」
関係性	他者との良好な関係、他者への親切、「孤独でない人生」

います。このほか、幸福という訳も使われます。

一方、「認知症ポジティブ」がめざすwell-beingは、ポジティブ心理学でいう「心身共に充実したよりよい状態」という定義が似合います。

ポジティブ心理学の祖であるマーティン・セリグマン氏が提唱したwell-beingの5要素（表6）[*21]の一つに「ポジティブ感情」があります。「認知症ポジティブ」によって認知症をポジティブにとらえると、認知症の人や家族、そして認知症に関わる人々の心にポジティブ感情がさらに湧きます。人々の思考が広がり、創造的になり、うつになりにくく、楽しく過ごせます。さらに、免疫力がアップし、老化のスピードが遅くなるなど身体への効果もあります。ポジティブ感情の「拡張・形成理論」（55ページ）です。ネガティブ感情（表

表7　ポジティブ感情とネガティブ感情

ポジティブ感情	ネガティブ感情
喜び、誇り、安心、感謝、希望、興味、満足、快、親しみ　など	不安、恐れ、悲しみ、嫌悪、罪悪感、怒り、失望、孤独感、恨み　など

7）をもつよりも、ポジティブ感情を多くもつことで、心だけでなく身体も健康になるようです。[*22]

ただし、100％ポジティブである必要はありません。ネガティブ感情は危機に対応するためにもともと人間に備わっているものです。愚痴や批判などネガティブな言葉を口にしたり、悲観的になってしまうところも含めて、自分を認めること、そして、過去や今の出来事から自分の強みを分析し、これからも何とかやっていけるだろうと楽観的に考えることが大切です。ネガティブな自分を認めつつもポジティブに生きるという、ネガティブとポジティブの調和です。[*22]

ところで、日本人はネガティブ感情の一つである不安や恐れをもちやすいようです。安心をもたらす神経伝達物質ともいわれるセロトニンを受け取るのがセロトニン受容体なのですが、この受容体タンパクの遺伝子多型を29か国で分析した結果から、日本人は不安が強いタイプのセロトニン受容体遺伝子をもっている率が高い民族だと示されています。[*23]しかし、認知症になることを強く恐れているのは日本人だけではありません。イタリアの高齢者およそ１０００名を対象に調査した研究結果でも、最も恐れている病気は認知症という人が90％を超えていました。[*24]

恐れや不安を抱くことでストレスホルモンであるコルチゾールが副腎《ふくじん》皮質《ひしつ》から放出されると、神経細胞がダメージを受けて神経細胞の樹状突起の数が減ります（１０１ページを参照）。つまり、「認知症が心配」と不安を抱きながら生きていること自体が、神経細胞にダメージを与えて認知機能を低下させ、認知症になることを加速する可能性があるのです。

「認知症ポジティブ」により、ネガティブ感情を受け入れつつ、ポジティブ感情の比率を増した生活を送ることは、認知症の予防や進行抑制にも効果があるといえます。

ほっとタイム

認知症になっても幸せ

ある日のこと、80歳代のアルツハイマー型認知症の女性が受診しました。「何か相談することはありませんか？」と尋ねると、「あまりに幸せなので、何も相談することはありません。毎日好きなことをしていますので」と言います。認知症特有の取り繕いかとも思いましたが、笑顔で本当に幸せそうなので、詳しく尋ねてみました。

「好きなことはどんなことですか?」――答えは、仲間とグラウンド・ゴルフを楽しんでいること、散歩や友だちのところにおしゃべりに出かけること、カラオケにも通っていること、などなど。本当に人生を楽しんでいるようです。認知症という告知を受けて、先々の不安と共に暮らすよりも、この人のように「もの忘れが進まないように薬を飲みましょう」とだけ告知されて、素直に内服を続け、毎日好きなことをして暮らしているのは確かに幸せです。

どうして幸せを感じられるのか、さらに追究してみたくなり、性格も尋ねてみました。穏やかで、社会の不正義を見つけても許してしまい、事を荒立てない性格だといいます。同居の家族は本人の認知症をそのまま受け入れているので、言い争いなどは生じないとのことです。なるほど、こういう穏和な性格なら、認知症になっても幸せに生きられますね。

認知症になってからの生活には、病前の性格や生活歴・職歴などが大きく影響します。もの忘れなどの失敗の自覚が少ないほうが、本人はハッピーです。しかし、あまりに自信過剰だと(医師、教授、新聞記者などに多い)、家族が受け入れにくくなります。認知症の本人も家族も、共にハッピーになるのはなかなか難しいですが、今を楽しく生きれば幸せですね。

「開こう認知症の宝箱4」（2013年1月30日配信）より

3：1の法則でポジティブを増やそう

ポジティブとネガティブの比率は「3：1」が理想といわれます。[*7] 米国で経営状態のよい会社の会議録を調べたところ、ポジティブな発言がネガティブな発言の3倍あったことなどが根拠になっています。

会社の経営マネジメントチームを60チーム集めて、その業績から高・中・低の三つのグループに分け、会議における発言内容を比較した研究があります。高業績群ではポジティブな発言とネガティブな発言の比率が6：1、中業績群では2：1、低業績群では1：1に届かないという結果でした。ポジティブ・ネガティブ比が高いほど、クリエイティブな発言が多く、活気と柔軟性にあふれ、業績につながっていると分析しています。[*7]

例えば、相手に小言を一つ言いたいときは、ほめて、小言を言って、ほめて、さらにほめると、3：1なのです。こうすれば小言が有効に働きます。言われたほうが素直に聞いてくれる可能性が高くなるからです。小言だけを言われ続けたらどうなるか、言われるほうに自分の身を置いて考えてみましょう。きっと、だんだん落ち込んでうつ的になるか、相手に怒りを覚えるはずです。

なので、たとえ指摘が正しい場合でも、相手にとってネガティブな内容だったら、少なくともポジティブ、ネガティブ、ポジティブと、楽しく始めて楽しく終わりましょう。こうして共にポジティブ感情をもつと、共によいことがあります。

読者の皆さんの中でパートナーとの関係がギクシャクしている人は、この3：1の法則を実践してみましょう。まずは相手の存在をほめる言葉、「いてくれて嬉しい」「いてくれてありがとう」から始めましょう。意味は考えなくていいのですよ。南無阿弥陀仏《なむあみだぶつ》と一緒、おまじないと思って言ってください。

子育てのコツも3：1ですよ。叱る前にほめ、最後はほめて感謝して終わる。お忘れなく。

幸せの４因子

慶應義塾大学の前野隆司教授の研究室が、健常な10歳代から70歳代までの各年齢層の日本人男女１５００名を対象にして、29項目87個の質問を行って幸せの要因を分析した研究で、次ページの表８に示す「幸せの４因子」が明らかにされました。[*25] 認知症の人もその介護者も、適切な自立支援により、表８に示された特性をもつこと、伸ばすことが非常に大切です。

認知症の本人も家族も含めて、①やりたいことに挑戦でき（「やってみよう因子」）、②周りの人々に感謝して他者を喜ばせ（「ありがとう因子」）、③何とかなるさと前向きで楽観的に（「何とかなる因子」）、④他人の目を気にしないで、今の自分をまるごとそのまま受け入れて（「ありのままに因子」）、内なる偏見を捨てて認知症をオープンにして生きることが、幸せにつながるでしょう。

表8　幸せの因子分析結果

	因子名	アンケート項目	解説（まとめと筆者のコメント）
第1	**やってみよう因子**〈自己実現と成長の因子〉	有能、社会の要請、成長、自己実現	成長し、有能で、社会に役立つことをしている、本当になりたかった自分
第2	**ありがとう因子**〈つながりと感謝の因子〉	人を喜ばせる、愛情、感謝、親切	他人を喜ばせ、他者に愛情をもち、他者に感謝し、他者に親切にできるなど、周りとの安定をめざす自分
第3	**何とかなる因子**〈前向きと楽観の因子〉	楽観性、気持ちの切り替え、積極的な他者関係、自己受容	失敗を引きずらずに気持ちをさっと切り替え、前向きに「思い通りにいくだろう」と気楽にとらえ、フレンドリーで自信がある自分
第4	**ありのままに因子**〈独立とあなたらしさ因子〉	他者と比較しない、制約の無知覚、明確な自己概念、最大効果の追求なし	他人の目を気にしないで、社会常識に縛られず、自分の考えでぶれずに生活する自分

29項目のアンケート調査結果の多変量解析による。

認知症への心配が神経細胞を壊す

認知症が心配だ、心配だという人、自滅します。……というのは言いすぎですが、心配するほどストレスホルモンである副腎皮質ホルモンがたくさん分泌されて、神経細胞が傷つくことは確かです。

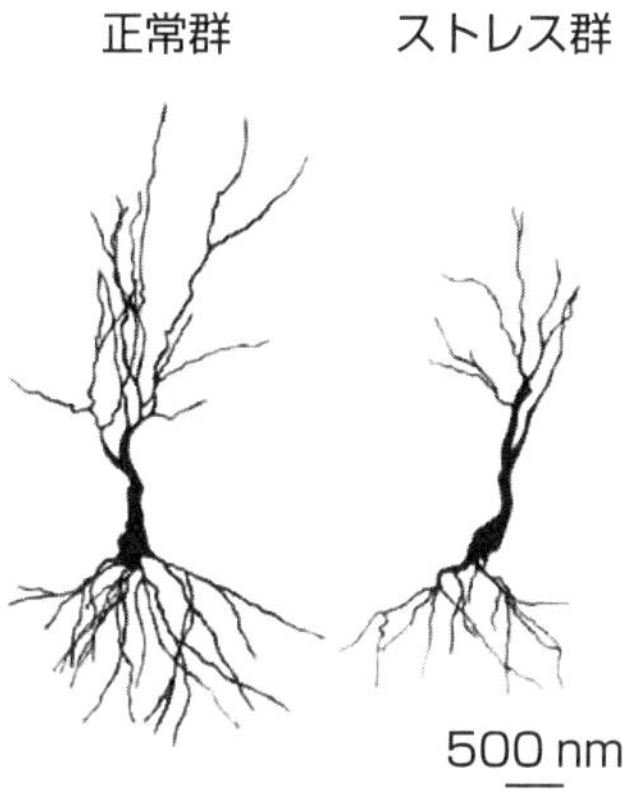

図10　ストレスで神経細胞の突起減少

ラットでの実験結果[*26]から、慢性のストレスで神経細胞の突起が減少することが報告されています（図10）[*27]。ストレスホルモンである副腎皮質ホルモンをラットに注射すると、記憶に関係する海馬《かいば》の神経細胞の突起が減少していました。

心配すると悪化する病気がたくさんあります。心配することで副腎皮質ホルモンが分泌されると、免疫系の力が落ちます。よって、がんになりやすくなる、感染症にかかりやすくなる、老化が進むなどの影響が出ます。残念ながら、心配したら防げる病気はありません。逆に、心配が神経細胞にダメージを与えます。なので、脳《能》天気。脳は、晴れ晴れ天気がよいのです。「認知症になれるまで長生きできたら幸せ」とポジティブ思考がよい結果をもたらすことでしょう。

身体が動かないからとネガティブな生活になっている人へ

筆者が群馬大学を定年間近で退官したあと、群馬大学理学療法学科・理学療法学専攻（医療技術短期大学部～医学部保健学科～大学院）の教え子たちが２０１８年5月に退官記念パーティーを開いてくれました。そのとき同じテーブルにいた整形外科系が専門の萩原洋子理学療法士が筆者の話を聞いて、「先生は廃用症候群ですね」と言いました。「左膝が痛くて運動できない↓下肢筋力が衰える↓さらに膝を支える力が不十分になる」という悪循環で膝痛が続いていて、走ることもできませんでした。そこで、アドバイスを受けて膝蓋骨《しつがいこつ》（膝のお皿）をぐりぐり動かす手技と筋トレを始め、フィットネスバイク（室内自転車こぎ）を購入して乗り始めました。すると膝痛がとれ、２０１８年９月には北海道の大雪山《たいせつざん》に登れました。その後、10月

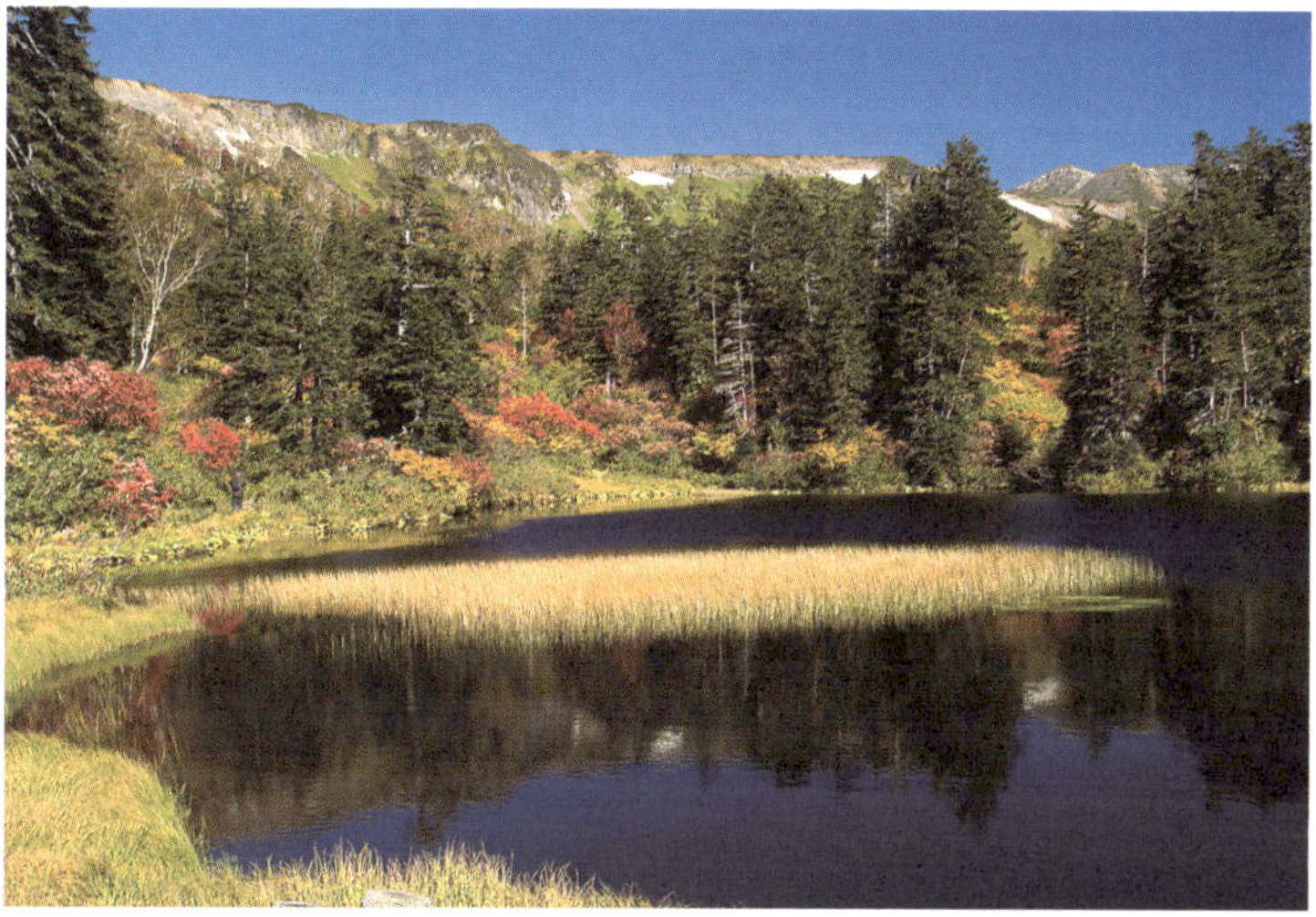

図11　本書執筆の力をくれた大雪山（大雪高原沼めぐり）

には谷川岳、赤城山《あかぎさん》最高峰の黒檜山《くろびさん》、11月には尾瀬の至仏山《しぶつさん》に登りました。こうして山登りを始めると自信がつき、心が明るくなり、モチベーションもアップして、本書の執筆に、大雪山登山の翌週から取りかかったという次第です（図11）。膝痛はもうよくならないと諦めかけていたのですが、運動で改善しました。そして、よい状態が続いています。

もう一つ、以前からあった肩こり（右肩背部痛）が２０１８年になってからひどくなり、じっとしているとずっしりと重苦しくなるので、つらくて時々肩を動かさずにはいられないような状態がずっと続いていました。肩甲骨の内側に五寸釘を打たれた

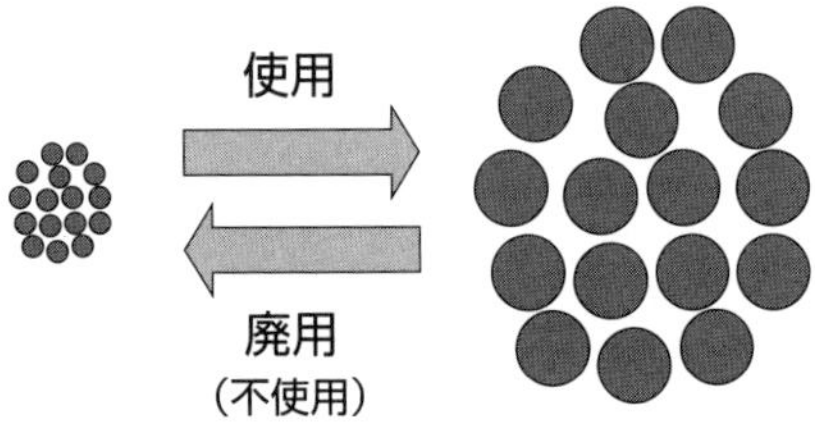

図12　筋肉は裏切らない
１本１本の筋線維は使えば太くなり、使わなければ細くなる。

ような痛み（大げさですが）でとてもつらかったのです。これも、萩原理学療法士の指導で肩周りの筋トレとストレッチ、そして首から肩にかけての姿勢をよくすることを実践して軽快しました。何年も続いていた痛みがとれるなんて、理学療法、すごい！です。

こんな個人的な体験談、認知症ポジティブとは関係なさそうですが、実は大いに関係があります。身体機能が落ちると、どうしても悲観的になりがちです。ですから、諦めないで身体を動かす。痛いから動かせないというネガティブな考えから、動かしているうちに痛くなくなるだろうとポジティブな考えに切り替えて、前向きに身体を動かすことが大切だと実感しました。こうして身体を動かすことで、心もポジティブになります。

ついでにひと言。「筋肉は裏切らない」という決めゼリフが２０１８年の新語・流行語大賞にノミネートされましたが、筋肉は裏切らないから怖いともいえます。使えば期待を裏切らずに、筋肉は太くなります。しかし、使うのを怠ると、てきめんに細くなります（図12）。自分の身体を使うことを損と思ってはいけません。「身体を使えば使うほど丈夫になり、頭がよくなる」が基本です。逆に身体を使わずに楽をしていると、身体も頭も退化します。高齢者には廃用性虚弱（フレイル）がじわじわと侵略してきます。自分のことは自分でする。面倒がらずに身体を動かす。これ、基本です。

＊1　朝田　隆・研究代表「都市部における認知症有病率と認知症の生活機能障害への対応（厚生労働科学研究費補助金（認知症対策総合研究事業）総合研究報告書（２０１３年３月））」認知症有病率等調査について／筑波大学附属病院精神神経科（http://www.tsukuba-psychiatry.com/?page_id=806）

＊2　村松容子「２０１６年健康寿命は延びたが、平均寿命との差は縮まっていない～２０１６年試算における平均寿命と健康寿命の差」ニッセイ基礎研レター（2017-07-31）／ニッセイ基礎研究所（https://www.nli-research.co.jp/files/topics/56304_ext_18_0.pdf?site=nli）

＊3　Reisberg B：Dementia；a systematic approach to identifying reversible causes. Geriatrics 41：30-46（1986）

＊4 ソニア・リュボミアスキー『幸せがずっと続く12の行動習慣』日本実業出版社（2012）

＊5 丹野智文『丹野智文 笑顔で生きる―認知症とともに―』文藝春秋（2017）

＊6 認知症介護研究・研修東京センター「２０１７年度全国生協連グループ社会福祉事業等助成事業〈認知症のポジティブケア普及事業（代表：山口晴保）〉報告書（２０１８年12月）」認知症介護情報ネットワーク（https://www.dcnet.gr.jp/pdf/download/support/research/center1/308/t_2019_positivecare_zenpen.pdf）

＊7 バーバラ・フレドリクソン『ポジティブな人だけがうまくいく３：１の法則』日本実業出版社（2010）

＊8 Isen AM, et al：Positive affect facilitates creative problem solving. J Pers Soc Psycol 52（6）：1122-1131（1987）

＊9 マーティン・セリグマン『オプティミストはなぜ成功するか―ポジティブ心理学の父が教える楽観主義の身につけ方―』パンローリング（2013）

＊10 Diener E, et al：Happy people live longer；subjective well-being contributes to health and longevity. Appl Psychol 3：1-43（2011）

＊11 有田秀穂『脳の疲れがとれる生活術―癒しホルモン「オキシトシン」の秘密―』ＰＨＰ研究所（2012）

＊12 志水 彰『笑い―その異常と正常―』勁草書房（2000）

＊13 大平哲也ほか「笑い・ユーモア療法による認知症の予防と改善」老年精神医学雑誌 22（1）：32-38（2011）

＊14 Hayashi K, et al：Laughter is the best medicine? A cross-sectional study of cardiovascular disease among older Japanese adults. J Epidemiol 26（10）：546-552（2016）

＊15 高田佳子『ボケないための笑いヨガ』春陽堂書店（2013）

＊16 村上和雄『笑う！遺伝子―笑って、健康遺伝子スイッチＯＮ！―』一二三書房（2004）
＊17 下条信輔『サブリミナル・インパクト―情動と潜在認知の現代―』筑摩書房（2008）
＊18 権藤恭之「心理的加齢と脳の加齢の関係」老年精神医学雑誌 29（7）：742-748（2018）
＊19 Maki Y, et al：Relative preservation of the recognition of positive facial expression “happiness” in Alzheimer disease. Int Psychogeriatr 25（1）：1-6（2012）
＊20 小池妙子ほか「認知症高齢者における情動と認知の関係」弘前医療福祉大学紀要 8（1）：39-46（2017）
＊21 マーティン・セリグマン『ポジティブ心理学の挑戦―〝幸福〟から〝持続的幸福〟へ―』ディスカヴァー・トゥエンティワン（2014）
＊22 山口晴保「認知症ポジティブ―東京センターのめざす道―」認知症ケア研究誌 1：11-19（2017）
＊23 前野隆司『実践ポジティブ心理学―幸せのサイエンス―』ＰＨＰ研究所（2017）
＊24 Lin SY, et al：From dementia fearful to dementia friendly；be a champion in your community. J Gerontol Nurs 40（12）：3-5（2014）
＊25 蓮沼理佳「幸福・性格・欲求の調査アンケートに基づく幸福感の関係解析」２０１１年度修士論文（２０１２年３月）／慶應義塾大学大学院システムデザイン・マネジメント研究科ヒューマンシステムデザイン研究室（http://lab.sdm.keio.ac.jp/maenolab/RikaHasunuma_masterthesis.pdf）
＊26 Vyas A, et al：Effects of chronic stress on dendritic arborization in the central and extended amygdala. Brain Res 965（1-2）：290-294（2003）
＊27 Rodrigues SM, et al：The influence of stress hormones on fear circuitry. Annu Rev

Neurosci 32 : 289-313 (2009)

第2章

認知症のポジティブケア

認知症の人のケアは大変、認知症になったら家族に迷惑をかけるからなりたくない、などの声をよく耳にします。その一方で、認知症の本人と家族が笑顔で人生を楽しんでいるケースにしばしば遭遇します。その違いは何なのでしょうか？　それを明らかにするために、まずは家族が困る症状について理解してもらえるよう解説し、次に、本人も家族もそろって笑顔になれるポジティブケアを紹介します。

なお、この第2章は、介護家族向けの認知症ケアの話が中心です。けれども、今はまだ認知症ケアに関わっていない人も、本章を読むと、最近の認知症ケアはこんなに進んでいるのか、それだったら認知症になっても安心だと思ってもらえることでしょう。

1　家族が困る症状とは？

難しい話に少しおつき合いください。認知症とは、アルツハイマー病などの疾患によって脳のネットワークが壊れて、記憶などの認知機能が低下して、生活に支障（生活障害）が出てい

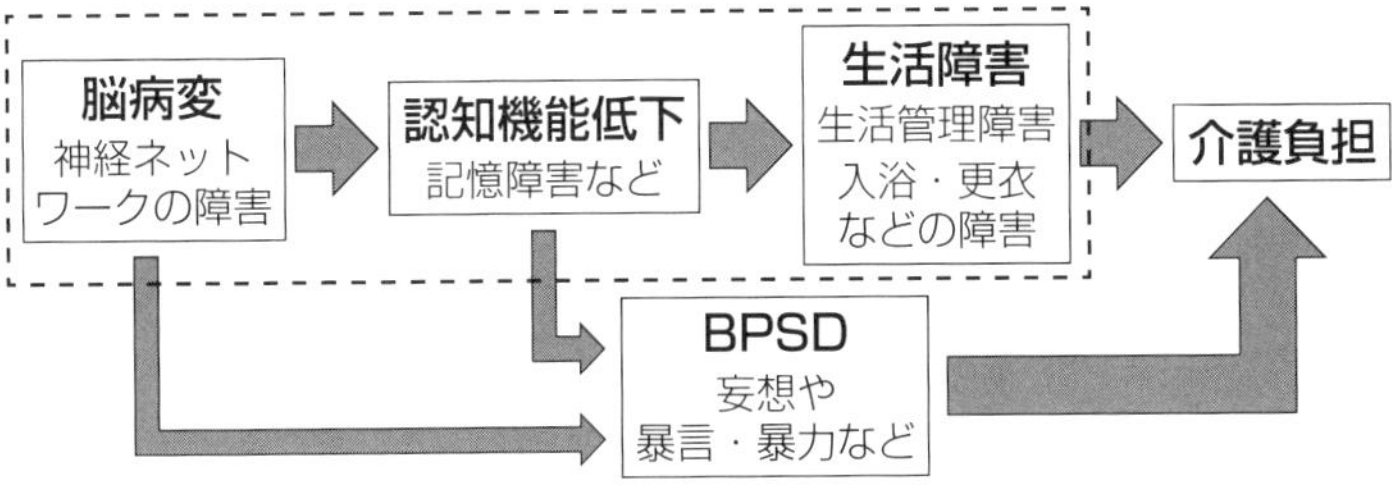

図13　認知症の定義（破線枠内）と全体像

る状態です（図13）。認知症は生活障害なので、初期には金銭や服薬などの生活管理が独力では難しくなり、家族などの手助けが必要になります。症状が進行すると、入浴、着替え、整容（化粧や歯磨きなど）といった生活行為が難しくなり、さらに進むと、排泄や食事動作などの自立が難しくなります。ですから、生活の支援という意味では家族に世話をかけることになります。そして、この生活障害は、認知症になると誰にでも出てくるので、介護保険サービスを使うなどの手助けが必要になります。

この生活障害に加えて、妄想、徘徊、暴力など、介護家族が手に負えないと感じる症状が出る場合があり、これらの症状をBPSDといいます（図13）。このBPSDが介護負担に大きく影響するので、まずはそれが生じる背景を理解することが大切です。なぜそうした症状が出るのかを知っておくと、BPSDの予防とケアに取り組んでいけるようになります。

ＢＰＳＤは医学用語で、「認知症の行動・心理症状」(behavioral and psychological symptoms of dementia) の略称です。見間違えや実在しないものが見える幻視、訂正不可能な思い違いである妄想、心理障害であるうつ、行動の障害である暴言・暴力や徘徊などの症状がＢＰＳＤに含まれます。

このＢＰＳＤの多くは介護者が困る症状で、介護負担を増大させる要因です。よって、認知症の本人にＢＰＳＤがなければ、介護する家族は楽になります。もちろん、楽といっても、生活障害へのケアは必要になりますので、それなりの大変さは避けて通れませんが、心理的な負担はずっと軽くなるはずです。

嫉妬妄想からＢＰＳＤ予防を考える

どうしたらＢＰＳＤを防ぐことができるのでしょうか。先ほど「それが生じる背景を理解することが大切」と書きましたが、その背景の探り方を具体的に考えてみましょう。

筆者はもの忘れ外来でたくさんの患者を診察していますが、介護者が最も困る症状の一つが嫉妬妄想です。「配偶者が浮気している」と、認知症の人が介護してくれている配偶者をなじります。なじられた配偶者は根も葉もないことに腹を立て、言い争いになったり、自分の介護が報われないことにがっかりしたり、とても大きな心理的ストレスを抱えることになります。

介護にあたる配偶者に、「嫉妬されるのはあなたが愛されている証拠です。あなたが大切な人だからこそ嫉妬するのです」と、ポジティブなことを説明するのですが、浮気を指摘された介護者は「許しがたい」と強いネガティブ感情をもっていることが多く、筆者のポジティブな助言に頷《うなず》く人は、残念ながらあまりいません。

そこで、嫉妬妄想の背景をひもといて配偶者に説明します。①「本人は、嫉妬する相手を失いたくない大切な人と思っている」ことを伝え、②「嫉妬妄想は〝妄想〟なので、いくら説明しても、説得しても消えない」「説明で相手が納得して訴えを取り下げれば妄想ではない」「訂正が不可能だからこそ妄想である」、よって、「まずはこの話題には反論せずに、すぐに離れることが大切」と説明し、③「嫉妬妄想をもちやすい背景を調べた研究によって、そこには〝健康格差〟が隠れていることがわかっている」ことを紹介します。

嫉妬するほうの人は認知症だったり、一人では外出できなかったりして、健康状態が低下しています。一方、介護者のほうは健康で、一人で出歩けます。この格差が嫉妬妄想の背景になります。では、どうしたら解決に結びつくでしょうか？　健常な介護者のほうが弱みを見せる、というのが答えです。例えば、介護者が「肩が凝るのでもんでほしい」と認知症の本人にお願いをして、肩をもんでもらい、「ありがとう、おかげでだいぶ楽になったよ」と応えます。こうして、①ケアする側が弱みを見せて、ケアする側とケアを受ける側の立場が逆転すること、また、②本人が相手の役に立ち、いつもケアを提供してくれる人に恩返しができることで、本人に生きがいが生まれ、自己効力感が高まります。その結果、嫉妬妄想が弱まるでしょう。普段からハグする、手もみマッサージをするなどのスキンシップを頻

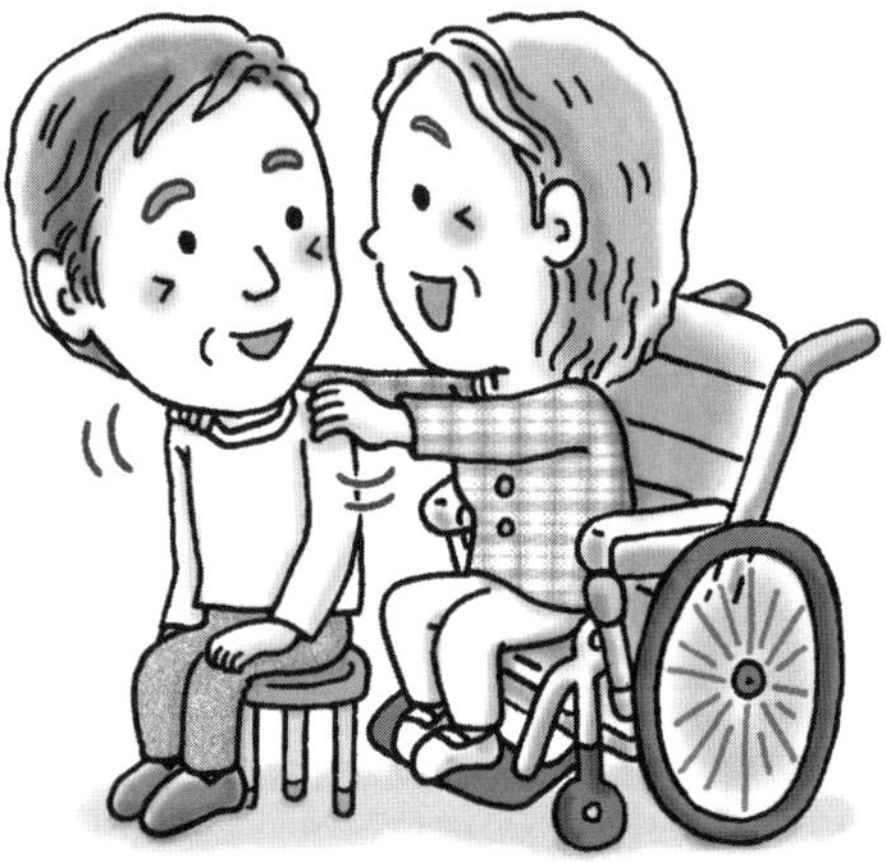

弱みを見せて格差解消！
認知症の女性（妻）「肩が凝ってるじゃない」
家族介護者（夫）「ありがとう、楽になったよ」

回にしていると、認知症の人の不安が収まり、嫉妬妄想は生じにくくなります。嫉妬妄想は予防が一番、ですね。

嫉妬されたら、「相手は不安に思っているのだなぁ」と理解して、相手が安心するように接すれば、嫉妬は収まります。早め早めの対応が必要です。嫉妬される↓否定する、を繰り返していると、嫉妬妄想に発展してしまいます。そして、妄想ゆえに、この考えを取り除くには長い時間がかかってしまいます。だからこそ、介護者が困るＢＰＳＤは、早めに芽を摘む、予防することが大切です。そして、ＢＰＳＤを予防することで、本人も家族も笑顔で過ごせる可能性が高まります。

二面性に気づきポジティブ思考へ転換

ＢＰＳＤが生じる背景に目を向けても、なかなか事態の解決に向けた糸口をつかめないということもあるかと思います。そんなときは、普段とは違う角度から物事を見るのも有効です。

介護施設での事例を通して説明しましょう。アルツハイマー型認知症のＡさんが１泊２日のショートステイを利用することになりました。その日、夜中に目を覚まして「ここはどこだろう？」と廊下をうろうろしていると、介護スタッフがそれを見つけて「夜間に徘徊して困った」と記録しました。すると翌日、迎えにきた家族は、「この人は夜中に徘徊するので、うちの施設では引き受けられません。ちゃんと夜眠るように薬を出してもらってから利用してください」と施設長から言われてしまいました。本人からすれば探検行動なのですが、介護スタッフの見方では徘徊と、二面性があります。

ここで質問です。皆さんはこのような施設を利用したいですか？ 答えは「ノー」ですね。廊下をうろうろしていたら、「何かを探していますか？」とか「トイレですか？」と声をかけてくれるような施設ならいいですね。いつもと違う環境に泊まれば、夜中に「ここはどこだろう？」と思っても不思議ではありません。そんな認知症の人の気持ちに寄り添うケア（パーソン・センタード・ケア）が増えることが望まれます。幸いなことに、小規模なところを中心に、そのような介護施設がだんだんと増えています。

次は、家庭での出来事を見てみましょう。Bさんが廊下の隅で小便をしました。家族は「なんでこんなところに！」と怒ります。でも、ここで見方を変えると、Bさんは尿意を感じることができ、部屋の中ではまずいと思ってトイレに行こうと廊下に出たものの、トイレの場所がわからず、やむを得ず隅で用を足したのだろうと推測することもできます。「部屋の中でなくてよかった、助かったよ」とＢさんに声かけできればケアの達人です。ほめられたＢさんも嬉しいし、このような声かけをした家族も嬉しいでしょう。

視点を変える。ちょっとひねくれた視点で二面性に気づく。そして、物事をポジティブにとらえることで、心がポジティブに変わります。こうすることで、認知症の本人も家族も笑顔になれるでしょう。

ひとくちコラム

認知症のポジティブケア実践編

各地の認知症介護指導者を対象に開催した研修会「認知症ポジティブ！山口塾」の参加者アンケート[*1]を読んだところ、介護施設入居者へのポジティブケアがたくさん書かれていました。その一部を紹介します（⇩は筆者のコメントです）。

◎月１回の勉強会で、利用者の嬉しかったこと、楽しかったことを見つけるようにしていると、その人のよい面をたくさん見つけることができるよう

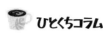

になりました。

⇩二面性に気づくには、ポジティブな面を見つけようとする意識（注意）が大切です。見ようと思わないと見えないからです。ちょっとへそ曲がりに、裏読みする練習をして、ポジティブな面にたくさん気づきましょう。

◎グループホームのスタッフがロールキャベツを作ろうとキッチンにキャベツを置いたのですが、それを認知症のAさんが包丁で真っ二つに切ってしまいました。みんなで笑って、急きょ、野菜炒めに変更し、Aさんにはみんなでお礼を言いました。

⇩こういうおおらかな対応が大切ですね。状況に応じて、「なるようになるさ」で、みんな笑顔に。

◎トイレでウォシュレットの使い方がわからず床が水浸しに。本人は「ごめんなさい、汚してしまって」と申し訳なさそうにしていたのですが、スタッフが「床を水拭きできて、おかげできれいになりました。ありがとう」と対応しました。「そう言ってもらえてよかった。安心しました」と、本人は笑顔でした。

⇩まさに、ネガティブをポジティブに転換する達人技で、本人も安心ですね。

◎本人のできないことが増えて落ち込んでいる家族に、スタッフが本人のできることを伝えると喜んで明るくなります。

⇩ポジティブなことを聞くと嬉しいですね。家族がポジティブになると、その効果が本人に波及します。

◎家族との面会時に、本人ができたこと・楽しんでいることを家族に伝えます。家族は「迷惑をかけているのではないか」と不安を感じているので、ポジティブな内容を喜び、面会した利用者にやさしく笑顔で接してくれます。

⇩ポジティブ対応で家族が安心。そして、本人も安心する効果が生まれるでしょう。

◎スタッフいわく、「認知症の人は普通の人」という理解を、認知症の利用者を通じてできたそうです。

⇩介護スタッフのこのような学びが、認知症の人にやさしいケアに結びつくでしょう。

◎施設に入ったBさんは帰宅願望が強く、いつもエレベーターの前に立って隙を狙っています。険しい表情のBさんに挨拶すると「どうした？」と言われたので、「Bさんに会いに来ました」と伝えたら笑顔になり、帰りたがることが減りました。

⇩居場所や仲間ができると、そこにいたくなりますね。ネガティブをポジティブに変えるケアです。

◎本人と職員が一緒に場外馬券売り場に行って、馬券を買えました。

⇩自己実現を支援する素晴らしいケアですね。

◎スタッフが認知症の人に相対すると笑顔になります。職員同士だと無表情なのに。

⇩認知症の人は素直で裏がない。社交辞令がないですから、嬉しいことには笑顔です。

◎リハスタッフいわく、マスクを外して笑顔を見せると、認知症の人が安心して、リハ効果が上がると感じたそうです。

⇩マスクはネガティブな印象を相手に与えますね。「コソコソと素顔を隠す……危険人物!?」みたいな。筆者のノートＰＣはマスクをしていると起ち上がりません。……顔認証でした。顔を見せるのは、コミュニケーションの第一歩です。
◎就寝前に「あなたがいてくれて嬉しい」などのポジティブな会話をして一日を終えると、安眠してくれます。
⇩不安があると眠りが浅くなります。安心してもらい、ぐっすり寝てもらえば、夜勤のスタッフも笑顔です。
◎夜間にナースコールを何度も押す利用者に、日中の時間帯に関わりをもつようにしたら、夜間のコールが減りました。
⇩安心してぐっすり眠れたのでしょうね。安心をもたらすコミュニケーション、重要です。日中の時間があるときにちょっと立ち寄って、「お話がしたくて会いに来ましたよ」などと伝えましょう。

2　家族が困る症状は予防しよう

前項で説明したように、認知症の人の介護をしている家族がとても困るのは、うろつき廻る、外に出て行ってしまう、怒って暴力を振るう、奇声を出す、盗られたと他人を疑う（妄想）、嫉妬する、実際にはいない人が見える（幻視）といった認知症の行動・心理症状（ＢＰＳＤ）です。このＢＰＳＤは、生じてしまうと対応が大変になるので、その「予兆」や「スイッチ」を理解して、ＢＰＳＤを予防することが大切です。

ＢＰＳＤの予兆

群馬大学の伊東美緒氏は、「ＢＰＳＤに至る前に出てくる認知症の人の言動は現状に満足していないことの表れである」ととらえ、「不同意メッセージ」という予兆の考え方を提唱しています。[*2] ＢＰＳＤの兆しを感じることは、火山でたとえれば、爆発する前の火山性微動をキャッチすることです。認知症の人が怒り出す前に何があったかを施設で観察していると、「気が進まないのに風呂に誘われしぶしぶ入浴した」「乗り気じゃないのに風船バレーに参加させられた」などの不満があり、それらが積もると怒りの爆発が生じることがわかりました。逆に、その人に居場所があり、役割や日課があり、周囲からたくさん声かけされていると、怒りの爆発は生じにくいのです。これは、認知症に限らず、健常者でも同じですね。周りから大切にされ、安心して過ごせる居場所があれば、誰でも穏やかに笑顔で過ごせます。認知症の人は我慢ができず怒りやすいということはありますが、認知症だからといってむやみやたらに怒るわけではありません。本人にとって気に入らないことが積もると怒るのです。

筆者らは「ＢＰＳＤ気づき質問票」を２０１８年に開発しました。[*3] これは57項目の質問からなるもので、ＢＰＳＤの予兆やごく軽度の段階が列挙されています。これを家族や施設の介護者が記入することで、ＢＰＳＤに早い段階で気づいたり、これから起こりそうだと予測できることを期待しています。例えば、「もの盗られ妄想」の気づき質問項目としては、次ページの表９に示す６項目を挙げています。これらが見られたら、もの盗られ妄想に注意です。そして、本人の不安を取り除くように対応します。なお、この質問票は「認知症介護情報ネット

表9　「BPSD気づき質問票」の「もの盗られ妄想」に関する質問項目

（　　）	周囲の人を責めたり、その人の悪口を別な人に言う
（　　）	見つからない物を他人が片づけたせいにする
（　　）	失敗が増えて、自信が損なわれている
（　　）	自分の持ち物などを確認したり、あるかどうか調べてまわる
（　　）	疑うような表情をしている
（　　）	大切な物を肌身離さず持ち歩く

あてはまるものに○印をつける。

ワーク（DCnet）」のホームページからダウンロードできます。

個々のＢＰＳＤへの対処法を解説することは本書の目的ではないので、より具体的なことを知りたいという読者のために、二つの本を紹介します。介護家族の方々には山口晴保・田中志子・編『［ポケット介護］楽になる認知症ケアのコツ』（技術評論社／２０１５）を、医療・介護の専門職の方々には山口晴保・編著『認知症の正しい理解と包括的医療・ケアのポイント―快一徹！脳活性化リハビリテーションで進行を防ごう―：第３版』（協同医書出版社／２０１６）をお薦めします。

ＢＰＳＤのスイッチ

暴言・暴力などのＢＰＳＤには、多くの場合に誘発スイッチがあります。夫が怒りっぽくて困るという奥様に怒る原因を尋ねてみました。すると、「私がこの人の失敗を指摘するとすぐに怒るのです」と答えてくれました。筆者は「奥様、それがスイッチです」と答えた次第です。失敗を指摘されれば、誰でも怒るか落ち込みます。アルツハイマー型認知症の場合は、自分が失敗した自覚が乏しく、また失敗したこともすぐに忘れてしまうので、失敗を指摘されると怒りやすいのです。この奥様は、「確かに指摘しないと穏やかですね。私が夫のできないことを受け入れれば怒らないので、そのほうが楽です」と言ってくれました。

介護者は「当たり前のこと（失敗の指摘）をしているのに、なんで相手から怒られるのだろう」と感じていますが、認知症の本人に尋ねると「介護者に叱られる」と答えることが多いです。介護者は失敗しないでほしいので、次の失敗を防ごうと失敗を指摘します。この指摘が「叱っていること」だとは夢にも思っていません。ところが、この指摘が「怒りスイッチ」となってしまいます。言われた側はどのように感じるだろうか、と本人の立場になって考えてみる。そして、指摘を差し控える。これが「怒りスイッチ」を押さない介護術です。

外来で、ある介護者からこんな話を聞きました。イライラを抑える抑肝散《よくかんさん》という薬を中止しましょうと介護者に話したところ、「絶対に中止しないでください。時々怒るので」という答えでした。そこで、どんなときに怒るのかを質問してみました。すると、「(介護しているアルツハイマー型認知症の)母親が同じことを何度もしつこく尋ねてくると、ついイライラして私(介護者)が大声を出してしまう。すると、母親が大声を出してケンカになるのです」という話でした。どうも抑肝散が必要なのは介護者のほうです(抑肝散は子どもの夜泣きでは母子両方に処方する薬です)。介護者が腹を立てなけ

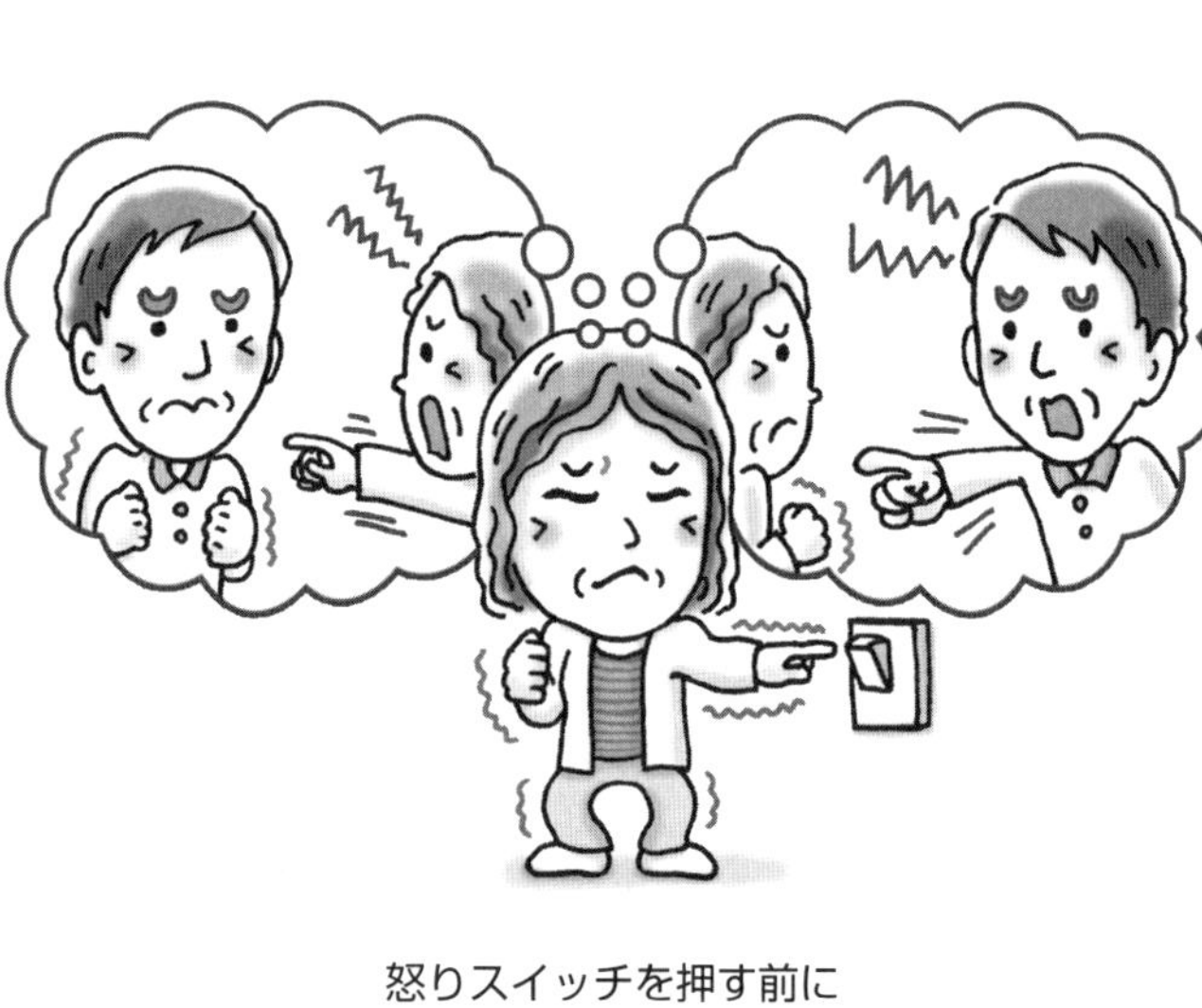

怒りスイッチを押す前に

れば、母親は怒らないのです。

そこで、同じことを繰り返し質問してくる背景には不安が隠れていることを説明しました。認知症の本人は、自分が壊れていく不安感に苦しみ、また、記憶がつながらないために時間軸を失うことで不安を感じています。ですから、①「お母さんがいてくれて嬉しい」「お母さん、ありがとう」「大丈夫よ」など安心の声かけを増やしましょう、②時間にゆとりがあれば共同作業をし、「一緒にできて幸せ」など感謝の気持ちを示しましょう、③炊事などの役割を取り上げるのではなく、失敗しないように目配りしながら本人の活躍する場をつくりましょう、④たびたび質問されることはホワイトボードに書いたりして、本人が尋ねなくてもわかるようにしましょう、⑤ハグしてあげるのも有効ですよ、と介護者に伝えました。このような本人が安心する働きかけをすれば、繰り返しの質問が減るので、介護者が笑顔になり、本人も笑顔でいられます。認知症の人を「すぐ怒る困った人」と言う前に、介護者が「介護する側はそう思っていないが、本人は介護者のことをすぐ怒る人と思っているのかな」と、冷静に考えてみましょう。

筆者はたくさんの認知症の人の医療に携わってきましたが、本人が怒るのはどんなときかを家族に尋ねてみると、「本人の気に入らないことを言ったとき」「本人の失敗を指摘したとき」

「本人の言うことを（事実と異なるので）訂正したとき」「本人のプライドを傷つけたとき」などと語ってくれます。このようなことを言われたら、読書の皆さんでも腹を立てるのではないでしょうか。残念ながら、認知症の人は前頭葉《ぜんとうよう》の機能が低下したためにとても怒りっぽくなったり、せん妄（２０８ページ）などで覚醒レベルが低下して暴力を振るう場合もありますが、決して認知症だから暴力を振るうわけではありません。大部分のケースでは、介護者が穏やかに接すれば、穏やかな言動が返ってきます。ですから、介護者が認知症を否定的にとらえてネガティブな気持ちで接すると、相手からもネガティブな反応が返ってきます。それゆえ、ポジティブなケアが大切です。

ひとくちコラム

怒りスイッチの事例

ある日の筆者のもの忘れ外来を紹介しましょう。「（認知症疑いの）夫が怒りっぽくて困る」という奥様からの訴えも受診理由の一つでした。娘さんも同席され、「私（娘）が実家を訪ねたときも、そこ、怒るところじゃないでしょ、というところで、大声で怒る」「怒らなくなるよう薬をお願いします」とのこと。ただし、ご主人が怒りをぶつける相手は奥様だけで、他の人には怒らないという社会性（空気を読む能力）は保たれていました。

まずはアルツハイマー型認知症の初期であると診断結果を告げ、認知テストの結果や画像所見を本人と家族に説明しました。その上で、どんなときに怒るのか、奥様に質問しました。奥様の答えは、「どんなときに怒るかはわかっています。本人が大声で怒る前に、私が本人の気に入らないことを言うので」という答えでした。それなら話は簡単。筆者は、「争いをなくすには、どちらかが折れなくてはいけませんよね。もの忘れの自覚が乏しい認知症のご主人は変われますか？　変われませんよね。健常な奥様は変われますか？　変わろうと思えば変われますよね。うまく一緒に暮らすには、奥様のほうが変わるしかないんです。奥様は賢くて怒りスイッチがわかっているのですから、我慢できずに小言を言いたくなったら、ひと呼吸して冷静になるか、すぐにその場を離れて、本人のいないところで言いたいことを言ってすっきりしてください」と話しました。こんな説明をして、穏やかにする薬剤の処方はしないで様子を見ることにしました。

病識低下の理解

この項では認知症ケアの達人になるための秘訣を解説します。少し難しい用語が出てきますが、とても大事な視点なので、ぜひ頭に入れるようにしてください。

認知症のケアでは、病識が保たれているか、それとも低下しているかを把握しておくことが大切です（表10）[*4]。病識とは、自分の病気を自覚している度合いです。自分の認知機能の状態を客観的に把握する認知機能を「メタ認知」といいます。自分を監視する「客観的な自分」ともいえるでしょう。例えば、ご飯を炊く作業を頼まれたときに、自分にそれができるかどうか、つまり、自分にご飯を炊くのに必要な認知機能・身体機能があるかどうかを正しく（客観的に）判断することを指します。ですから、認知症になってこのメタ認知がダメージを受けると、客観的には「できない」のですが、本人は「できる」と答え、実際に作業をすると「できない」ことが明らかになります。

メタ認知が保たれていれば、「記憶が悪くなってきたからメモをとろう」などと対応策をとれます。ところが、アルツハイマー型認知症は、メタ認知の一つである「病識」が低下するこ

表10　病識保持事例と病識低下事例の比較

項目	病識**保持**事例	病識**低下**事例
障害の自覚	自覚あり	自覚に乏しく、自信過剰
代償・ケア	可能・受け入れる	**不可能・拒否**（例：服薬支援を拒否）
適切な判断	可能	**困難**（財産管理、受診、運転免許返納、など）
危険	少ない	**高い**（運転、外出して戻れない、など）
BPSD	少ない	**妄想や暴言・暴力**などの増加
情動	うつ傾向	多幸傾向、失敗の指摘に対する怒り
本人のQOL	低くなる	むしろ高い
介護者	影響が少ない	**介護負担増大、介護者の**QOL低下
病型	レビー小体型、血管性	**アルツハイマー型**、行動障害型前頭側頭型

◎介護者が病識低下を理解してBPSDを予防するポジティブケアが大切

山口晴保©

とが特徴で、記憶が悪くなってきても「年相応」という甘い自己評価をするために、対応策をとれません。そして、失敗したことも記憶に残りません。

病識が低下しているほど、認知機能低下の自覚に乏しいので、本人は、①うつになりにくく（本人にとってはよいこと）、②「自分でできるから」と、できなくなっている金銭管理や服薬管理への支援などを断り（実際はできないのに介護拒否）、③車の運転が危険になっていても免許返納を拒んで受診も拒否し、④このため介護者との間に言い争いが増え、暴言・暴力になることもあります。そして、本人の病識が低下しているほど、介護者の負担感は増える傾向があります。

しかし、病識が低下しているからといって、病識がないわけではありません。自分が壊れていくといった漠然とした病感はもっていて、これが不安に結びついています。また、病識が高いと、本人はうつになる傾向があります。

このように、病識の程度は認知症ケアでとても重要なので、十分に理解して対応しましょう。

では、具体的にどのような対応が望ましいのでしょうか。病識が低下しているアルツハイマー型認知症の事例を通して考えてみましょう。このケースでは、介護している配偶者（夫）

が「この世界、早い者勝ちですね」と言っていました。夫が親身にケアをしているのですが、本人（妻）の口から出るのは「私がこの人の面倒を見てあげている」という真逆の発言です。「それは事実と違うだろう」と介護者が声を荒らげても、ケンカになるだけですね。本人は他者の役に立って喜びを感じているという態度なので、介護者が「本人が嬉しいなら、まあいいか」と軽く受け流せば、共に笑顔です。

真実は一つしかないと考えると、言い争いになります。本人にとっての真実と、介護者にとっての真実がある。「併存（真実は二つ）でいいや」と介護者が受け入れる術《すべ》が、認知症介護のコツです。皆さんは、認知症ケアの達人になれそうですか？

先に認知症になった人も、あとからなる人も、共にハッピーに暮らしてもらいたいなと思っています。

ほっとタイム

認知症の本質は病識低下　笑顔で失敗許すゆとりを

認知症の診療では、日付や場所がわかるか、聞いた単語を覚えていられるか、簡単な計算ができるかなど、認知機能を評価します。しかし、認知症の本質は、このようなテストでは評価できないところにあります。それは、病識低下、つまり自分の認知機能の低下を客観的に把握する自己評価能力が低下していることです。

認知症の人は、認知機能が低下するために生活行為を上手に行えなくなります。例えば、夕食の献立を考えて、いくつかのおかずを同時に作るような作業は困難になっていきます。しかし、本人は「できない」とは言わず、「できるのだが、家族がやらせてくれない」などと取り繕うのです。

これが認知症、特にアルツハイマー型認知症の本質で、このことの理解がケアに必須となります。

介護する家族は、本人に対する期待が大きいがために、なるべく失敗を減らそうと、「違うでしょ、こうしてって言ってるじゃない」などと失敗を逐一指摘して修正しようとします。しかし、本人は病識が低下していて、失敗したと思っていないわけです。そして、自分は悪くないのに、なぜ叱られるのだと感じて反発します。

家族の指摘が重なると不満が蓄積し、いずれ爆発して暴力に結びつくことが危ぶまれます。失敗を指摘されて「プライドを傷つけられた」と感じている本人の気持ちを理解できる、心のゆとりが介護者に必要ですね。失敗を笑顔で許すゆとりをもつことで、介護者の気持ちは楽になります。

本日の外来に、アルツハイマー病の女性が介護者の夫と一緒に診察にやってきました。本人に「ご主人とは仲良くやっていますか？」と尋ねると、「ええ、仲良くやっています。主人はやさしいですから」。宝石のような輝く笑顔で素晴らしい返答でした。

ご主人の意見を求めると、「いつも叱られていますよ。妻が自己主張しているのに私のほうも主張したら、ケンカになってしまうので、先に折れます。妻が怒っていても、（記憶が残らないので）少し時間が経てば元に戻りますから」とのこと。これぞ介護者の鑑《かがみ》。認知症の本質、病識低下をわきまえた対応で、仲良く暮らすコツをつかんでいます。さらに、笑顔で許すゆとりをもっているわけです。

病識低下を理解して、「失敗は責めない、逆にほめてくださいね」と家族にお願いすると、妻や子どもからはしばしば「なんでこんな人をほめなければいけないの。若い頃から好き勝手ばかりして」という言葉が返ってきたりします。
認知症になる前から家族を大切にしておいたほうがいいですね。「長生きすれば誰でもなる可能性がある認知症」なのですから。

「開こう🗝認知症の宝箱2」(2013年1月16日配信)より

3　ポジティブケア

相手との絆《きずな》を強める基本は、共感を示すことです。相手が言うことに対して、上州弁なら「そうだいねー、そうなんさねー、なるほどのー」などと同調するのが共感的態度。これでよい雰囲気となり、相手とつながっている感＝仲間意識が高まります。一方、相手の言うことに反論したいときは、「そりゃ違わいねー」という強い態度ではなく、「なるほどのー、そういうことなんかい(ホントは少し違わいね、でも、まあよかんべ)」と軽く聞き流して反論はやめておく。こんなスキルをもっていたら、ケンカを減らして、誰とでも仲良く暮らせそうです。

ここで一句　〝「なるほどねー」心をつなぎ　絆なす〟

BPSDの背景に不安が

認知症のポジティブケアを考えていく上で、ぜひとも知っておいてほしいことがあります。「暴言・暴力のような攻撃性の背景には不安がある」ということです。認知症の行動・心理症状（BPSD）の因果関係を検討した研究成果から示されました。[*5] アルツハイマー型認知症と血管性認知症の計350名のBPSDを分析したところ、「不安が、幻覚を生み、妄想（嫉妬妄想など）に発展し、さらに妄想の相手（不義をはたらいているとする配偶者など）を攻撃する」という流れや、「不安が、徘徊などの不適切な行動を誘発し、それを制止すると攻撃（暴言・暴力）する」という流れが明らかにされました。

暴言・暴力や徘徊（本人の視点では探し物や仕事のための外出）、幻覚や妄想の背景に不安があります。ですから、本人の抱える不安に対処することで、普遍的にBPSDが減る可能性があります。BPSDで困ったら、まずは本人の不安を取り除く対応をしましょう。笑顔で言葉かけを多くする。手もみマッサージや肩たたき、ハグなどのタッチケアを行う。何か役割をもってもらい、ほめる。本人の言うことに耳を傾けて、ぞんざいに扱わないなどなど、一見すると手間にも思えるこのような対応が、のちにBPSDが悪化していくことを防ぎ、結果として、お互いが穏やかに過ごせ、介護者の負担感も軽減することにつながるのです（112ページで示した通り、予防が重要なのです！）。

不安への対処がBPSD対応の基本です。音楽でいうと通奏低音のようなもので、これがしっかりしていないと、その上にメロディー（生じている事象への個別ケア）が乗りません。

絆の認知症ケア

認知症のケアにおいて「絆」はとても重要です。そこで、絆をつくるコツである「共感的態度」を例示します。ポジティブ心理学の本[*6]に載っていた会話です。夫が「俺、会社で昇進して、給料もアップしたよ！」と妻に伝えたときの妻の反応です。

妻A「すごい！本当に偉いわ。その素晴らしい瞬間を再現してくれない？その知らせ、

どんなふうに受け取って、あなたはどんな反応をしたの？　嬉しい！　早速、お祝いに出かけましょう」（笑顔で嬉しそうに）

妻Ｂ「そうなると大きな責任を負うことになりそうね。あなたの帰りは、今よりももっと遅くなるのね」（眉をひそめて、しかめっ面で）

妻Ａは夫と同様にとても嬉しそうですね。これが共感的態度、絆をつくる反応です。一方、妻Ｂの言うことは正しい内容ですが、夫が喜んでいるのに対して喜びを表していないので、絆を壊す反応です。

相手が喜んでいたら一緒に喜ぶ。単純ですね。相手の言うことの誤りを指摘したり、水を差すような反応では、絆はつくれません。

アルツハイマー型認知症の人は、症状が進むと自分の年齢を若く言うことが多いです。だんだんと自分が輝いていた時代に生きるようになります。このような時間の見当識障害（時空超越）に対して、介護者が「それは事実と違う」と否定するのではなく、「あの頃は輝いていたね、楽しかったね」と共感しつつ、さりげなく過去形で話すのが適切な対応です。

また、相手の言うことを否定せずに繰り返すだけでも、共感が生まれます。恋人同士の会話でも、「きれいな星空ね」「ここは標高が２０００メートルあるから空気が澄んでいるんだよ」

よりも、「きれいな星空ね」「うん、きれいだね」のほうが、二人の距離が近づきますね。リフレイジング（反復）は恋愛術の極意でもあります。女の子が「この服見て、かわいいでしょ」と言ったときに、男の子が「チョーかわいい」と言えればラブラブですが、「ちょっと安っぽいと思うよ」などと言うと、このカップル、そのうち別れそうな雰囲気ですね。

相手の気持ちに寄り添う共感的態度が絆を生みます。ただし、情動的に共感するばかりでは介護者が疲れてしまいますので、うまくバランスをとることも大切です（154ページを参照）。

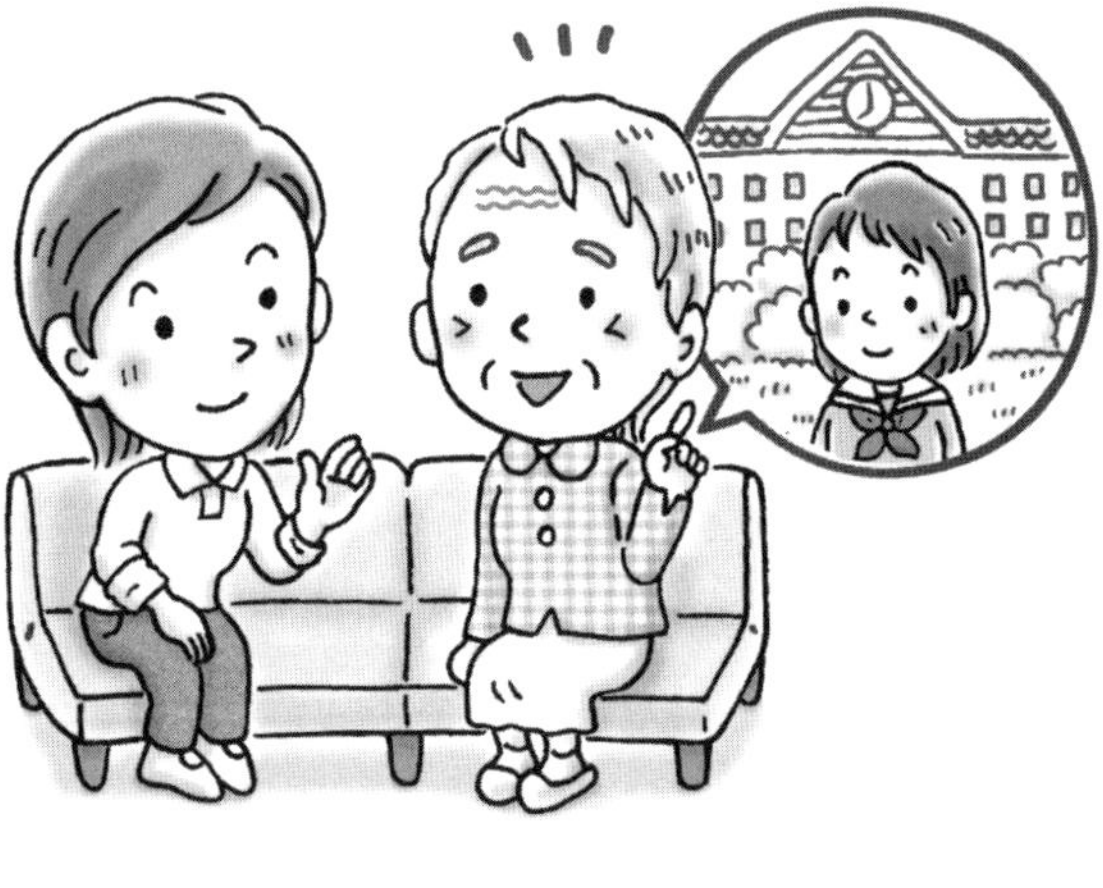

共感的態度で絆をつくる
高齢女性「女学校に通っていますのよ」
スタッフ「楽しかったですねー」

ほっとタイム

笑顔で受け入れるゆとりを　認知症の人は先生

認知症は、原因疾患によって様々な症状を示します。過半数を占めるアルツハイマー型認知症はもの忘れが主症状ですが、少し変わった症状を示す認知症もあります。

今回のケースは、大脳左半球にある言語中枢の機能低下が著しく、もの忘れに加えて、言葉が出にくい症状を伴っていました。品物を見せると、頭ではそれが何かはわかっているのですが、名前が出ません。例えば、ハサミを見せて「これは何ですか？」と尋ねると、手に持ってチョキチョキと動かしながら「まあ、こんなもんだね」と答えます。

物の名前（名詞）が出てこないのです。こうなると会話が大変になります。言いたいことがあっても、それを言葉として表すことができません。相手に意思を伝えることができなくなるのです。

家族は徐々に症状が進むことを心配して、生活状況を話してくれました。例えば、大福もちを食べるときに、湯飲み茶わんのお茶に大福もちをどっぷり浸《つ》けてから皿に取り出し、さらにしょうゆをかけて食べるのだそうです。そのとき、この介護者は、本人の行為を否定せずに寄り添う気持ちで、「新しい味ですね。美味しいですか？」と声をかけたといいます。このような介護者だったら本人も安心して暮らせますね。

多くの介護者は、「何をバカなことをしているの。変なことしないで！」と行動を矯正しようとするでしょう。認知症が進むと、健常者には理解できない行動が出現することがあります。例えば、「水洗便器の水で手を洗うのでどうしたらよいか」という相談も介護者から受けます。

でも、もし、このような行動をしたのが幼児だったらどうでしょうか？　笑いながら「あらあら困ったわね」と受け入れる人が多いのではないでしょうか。認知症の進行に伴って大脳皮質の働きが徐々に失われていく過程は、子どもの発達の過程を逆行します。認知症が進行するにしたがって、あたかも幼児のような行動を示すようになっていくのです。そこで読者の皆さんに質問があります。幼児は不幸でしょうか？

認知症になると、これまでできていたことが徐々にできなくなっていきます。

しかし、そのことが幸か不幸かは、周りの人たちの対応が大きく影響します。認知症の人の行動を「変だ」と思っても、笑顔で受け入れる「心のゆとり」が周りの人に求められているのです。そうすることで、本人は安心して暮らせ、症状の進行が遅くなります。

言いたいことを言葉にして伝えられない苦しみ、さらに「おかしな行動だ」と非難される苦しみをイメージしてみましょう。そこに、認知症の人への接し方を考える答えがあります。認知症の人は「人の道」を教えてくれるのです。

「開こう認知症の宝箱６」（２０１３年２月13日配信）より

ポジティブな関係性と安心のケア

「心身共に充実したよりよい状態」（well-being）の５要素（93ページの表６）のうち、「良好な関係性」（他者とのポジティブな交流や利他行為）が安心をもたらすことについてふれます。

関係性という視点は極めて重要です。筆者は、認知症ケアにも活かせる脳活性化リハビリテーション5原則（174ページを参照）を提唱していますが、その中に「（双方向の楽しい）コミュニケーションが安心を生む」という原則があります。[*7] 人間は他者と一緒のほうが一人でいるよりもたくさん笑うなど、他者との関係の中でポジティブ感情が多く見られます。そして、脳は鏡のように反応し、他者の笑顔を見ると自分も笑顔になります。さらに、笑顔は周囲の人にも広がります。また、他者に親切にする行為（利他行為）により、親切にされた人の脳だけでなく、親切にした人の脳でもドパミンが放出され、両者が喜びを感じます。[*7] 他者に対して「ありがとう」「おかげさまで」と発言するだけでも、両者の脳でドパミンが増えます。ドパミンは喜びと意欲の向上をもたらします。

認知症の人に対して家族が「いてくれて嬉しい」と伝えるだけでも、存在を肯定された本人の安心を生み、同時に、ポジティブな発言をした介護者の介護負担感を少し軽減します。また、利他行為は、行った本人の自尊感情や自己肯定感を高め、生きがいも生み出します。他人の利益のために行動できる利他的な人は幸福度が高いといいます（ありがとう因子／99ページを参照）。日々の生活の中で不安や喪失感を抱いている認知症の人が安心を得るには、「敵対的な他者」ではなく、「好意的な他者」（やさしく親切な人）との言語・非言語コミュニケーションにより絆を育むことが有効です。

松田実医師は、「認知症は本人と周囲の人との心理的関係性を破壊する病気」だと指摘しています。[＊8] 認知症の定義では生活障害（生活管理ができなくなる）を強調しましたが、認知症が進むにつれて、他者とのコミュニケーション、他者との関係性を構築する能力も徐々に低下します。それゆえ、能力が低下した中でもコミュニケーションを保つ工夫が必要になります。

本人と介護者の関係性を壊し、本人が不安を抱える要因に「叱ること」があります。松田医師は、〈周囲の人は必ずしも叱っているわけではないのだが、すでに不安が強い本人には注意叱責されているように聞こえるために反発が芽生え、周囲の人が意識的に本人を敬遠するようになると、「周囲から除け者にされている」という疎外感、孤立感に苛《さいな》まれるようになる〉と書いています。[＊8] また、高橋幸男医師は、この不安・喪失感を「寄る辺なさ」と表現しています。[＊9]

認知症の人の多くが、「自我の根底をなす記憶が消えていく不安（自我が崩れていく不安）」「自分はこれからどうなるのだろうという不安」を抱えています。それゆえ、周囲が失敗を指摘すると、指摘したほうには叱っているという意識がなくても、本人は叱られていると感じ、介護者や周りの人たちに反発します。その結果、周りの人は認知症の本人に近づくと怖いと感じ、本人を無意識に避けるようになります。すると、本人は阻害されていると感じ、さらに不安が強まり、不満が溜まります。このような悪循環により、関係性が徐々に壊れていきます。だからこそ、「壊れた関係性を修復すること」や「壊れないように良好な関係性を保つこと」が、認知症の人が安心してよりよく生きていく（well-being）のに必須なのです。ネガティブ（関係性の破壊→不安・孤立）からポジティブ（関係性の保持・修復→安心・親しみ）への転換です。

ひとくちコラム

失敗で拍手をもらえるデイサービス

島根県出雲市にある重度認知症患者デイケア「小山のおうち」は、筆者が出演したＮＨＫ「クローズアップ現代〈私を叱らないで～脳科学で認知症ケアが変わる～〉」で紹介され、叱るのをやめたら本人が笑顔になった事例などが放映されました。そんな縁で、以前、この施設を見学したことがあります。

この施設のホームページに、次の五つのスローガンが出ています。

＊もの忘れは長生きの証《あか》しです。

＊もの忘れを認め合いながらの仲間づくり。

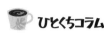

＊さっきのことを忘れても、その時々を大切に過ごしています。
＊一人ひとりが主役になる場面を大切に。
＊笑顔が絶えない明るい小山のおうちです。

筆者が見学したときも、まさにこの通りの様子でした。利用者が集まって話し合いをしている場面で、スタッフが「今日はどんなことが楽しかったですか？」などと質問すると、利用者が堂々と「忘れた」と答えました。すると、他の参加者たちから、たくさんの「いいね」が出されるとともに、パチパチと拍手で賞賛されました。このようなポジティブな運営をしているので、利用者が本音を吐き出し、スタッフとの親密な関係性をもった「絆」ができていました。

熱い視線

人間の目の特徴は白目（結膜）があることです。このため視線の方向が相手に伝わります。そして、視線は人と人とのコミュニケーションに役立っています。

あなたが誰かに話しかけたとき、その人が別なほうに視線を向けていたらどう思いますか？ きっとこの人は私の話に興味がないと感じ、話す意欲が失《う》せるでしょう。他者とのコミュニケーションでは視線を合わせることが大切です。ただし、ずっと視線を合わせて外さないと大変なことが生じます。相手が敵意を感じるか、それとも相手が愛情を感じ取ってくれるか……。基本的には相手の目を見て話すのですが、時々視線を外すのが普通でしょう。

しかし、認知症の人、特に認知症が進行した人とのコミュニケーションでは、しっかり正面から視線を合わせ、相手の目を見つめながらコミュニケーションをとるのが基本です。まっすぐに、やさしいまなざしを向ける。これが認知症ケアの基本です。さらに、視線の方向だけでなく、距離も大切です。健常者が相手の場合は手が届かない程度に離れた距離だと安心しますが、認知症が重度になるほど、正面から近づいて恋人距離（30センチ）になるほうがコミュニケーションを図れます。そっと肩に手を乗せて、やさしいまなざしで見つめる。こうすることで、相手の注意がこちらに向いて言葉が通じるようになります。

ここで、介護施設に入所しているアルツハイマー型認知症のＡさんの事例を見ていきましょう。介護スタッフが横から「お風呂に行きましょう」と誘い、その声かけにＡさんが頷《うなず》く前に手を引っ張るようなケアをしたら……、Ａさんはどう思うでしょうか？　認知症で注意が及ぶ範囲が狭くなっているＡさんは、横から声をかけられてびっくりします。そして、話しかけられた内容を理解するのに時間がかかるのに、理解する前に腕を引っ張られます。思わず「やめてー！　何するの！」と叫んでしまいます。すると、スタッフは「介護を拒否する困った利用者です。薬で何とかしてください」と管理者に告げます。管理者は施設を訪問する医師にＡさんをおとなしくする薬を頼みました――。これで一件落着でしょうか？　Ａさんは最近よだれを垂らし、動作がのろく、歩くのが不安定になり、やる気が失せて寝てばかりの生活になりました。これは「おとなしくする薬＝抗精神病薬」の副作用です。

求められるのはこうした対応ではなく、まずはＡさんの正面に回って、やさしいまなざしと笑顔で向き合い、目が合ったらやさしく声かけし、ほめ言葉を投げかけて笑顔を引き出してから、Ａさんに入浴を促します。そして、Ａさんが首を縦に振ってから風呂に誘います。こうして時間をかけてコミュニケーションを大切にすれば、Aさんは素直な気持ちで風呂に行ってくれた可能性が高いのです。こういった介護は時間がかかりますが、利用者の尊厳を守り、介護者も利用者も共に笑顔になれるという点で、必須のケアスキルです。

ほっとタイム

本人の気持ちを大切に

特別養護老人ホーム（特養）入居者の診察を頼まれました。最近もの忘れがひどくなって認知症が疑われるとのこと。怒りっぽく、入浴拒否など介護に抵抗するといいます。

「毎日楽しいですか？」と尋ねると、答えは「つまらないよ。ここは何もすることがないから」。少し言葉を交わして友好関係を築いてから、肝心の入浴拒否について尋ねてみました。

すると、「先週の水曜日に、風呂に入りたくないのに、介護者から何度もしつこく〝入浴しろ〟と言われた。〝風呂に入らないと汚い〟と言われて、ムッとしたよ。だから拒否した」とのこと。相手の発言内容をきちんと覚えています。しかも、言われた曜日も正確に答えられています。どうも認知症ではないようです。

この方への適切な対応はどのようなものでしょうか？　入浴を無理に勧めないで、本人の気持ちを大切にする。ポジティブな声かけもしたいですね。「入らないと汚い」ではなく、「入ると気持ちいいですよ。ぐっすり眠れますよ」などの声かけが有効です。入浴後に肩もみしてあげるなど、ご褒美を出すのもよいでしょう。筆者が利用者なら、「風呂上がりにビールを一杯やりましょう」と声かけされれば、入浴してしまいます。特養では少量なら飲酒が可能ですから。

問題の本質を考えてみましょう。大規模特養では入浴時間が決まっています。例えば、火曜、金曜の週2回で、午前とか。一般家庭のように、寝る前や好きな日に入ることはできません。決められた日時にしか入浴できないのは、病院と、高齢者介護施設と、刑務所です。

さらに、入浴時間になると、風呂場に入居者が運ばれ、順番に服を脱がされて、風呂に入れさせられ、順番に拭かれて服を着せられます。ベルトコンベヤー入浴という流れ作業です。この方式なら施設職員が効率よく入浴作業を済ませることができます。皆さんはこういう入浴を望みますか？　介護を受けるようになったら、このような入浴はやむを得ないのでしょうか？

一人ずつの入浴で尊厳を守っている特養もあります。また、特養は少人数の家庭的な雰囲気の中でケアする「ユニット化」で、なじみの関係を築き、本人の気持ちを大切にしながら介護することが推進されています。

「開こう🗝認知症の宝箱5」（2013年2月6日配信）より

パーソン・センタード・ケア

筆者が勤務する認知症介護研究・研修東京センターは2000年に設置され、認知症介護指導者を育ててきました。この認知症介護指導者は、配置先の都道府県・政令指定都市で認知症介護人材の教育にあたり、英国生まれのパーソン・センタード・ケアを普及してきました。このパーソン・センタード・ケアの中核となる概念がパーソンフッドです。

水野裕氏は、パーソンフッドには「その人らしさ」だけでは表現できない深い意味があるとして、2007年に「一人の人として、周囲に受け入れられ、尊重されること」と表現しまし

持してあげるといったケア側が提供することだけではなく、認知症の人たちと我々との交流の中で、お互いにわかり合い、尊重し合う姿、さらに、そのことを認知症の人たち自身が自覚し、意識する姿が込められているのです〉と指摘しています。認知症の人だけでなく、ケアする側も共に「人（パーソン）」であり、互いを一人の人として尊重し合う関係性の中で認知症ケアが行われるべきだという考えです。ケアする側の献身的な自己犠牲の上でのケアではなく、ケアする側もケアされる側も共に「よい状態（well-being）」になることが必要だとされています。

このような素晴らしいケアの理念が全国の介護施設に普及しているので、安心して認知症になれる時代に近づいています。

介護施設では尊厳が守られ、身体拘束が原則行われないのですが、医療施設ではまだ身体拘束が見られます。特に精神科病院や急性期病棟では身体拘束が当たり前のように行われていま す。ごく一部の病院は高い理念をもって身体拘束ゼロの医療を行っていますが。欧米のように、「縛ってまで医療を行う必要はない」「本人が拒否すれば医療を行わない」という考え方が我が国でも普及すれば、医療でも身体拘束が減ると思います。

パーソン・センタード・ケアの実践

介護職がパーソン・センタード・ケアを実践するには、認知症の人の言動から、その人の心の内を読み取ることが大切です。単に「かわいそう」といった介護者の感性で受け止めるのではなく、「本人はどんなふうに感じ、どんなふうに考えているのだろうか」と、その人の立場に立って思考する「認知的共感」が求められます（表11）。さらに、その推測はあくまでも他人（介護者）の考えなので正しいとは限らない、という冷めた目をもって対応します。こうして、本人の望むことをくみ取ったケアを実践します。

認知症ケアでは共感が大切で、共感的態度で絆がつくられることを述べましたが、プロの介護スタッフには、冷めた目で相手を見て、相手の立場に立って相手の頭の中を推測する、認知機能である視点取得を使った認知的共感が求められるのです。そして、この認知的共感を使って、認知症の人や家族の困りごとに対処します。

家族介護者の場合は、身内であるがゆえに、このように他人の視点で見ることや冷静に対処することが難しいですね。どうしても感情的になってしまいます。でも、それが悪いと言って

表11 認知的共感（視点取得）と情動的共感

分類	内容	視点	とらえ方	特徴	バーンアウト
情動的共感	感じる〈直感〉扁桃体	なし	自分が相手に感じたまま	同情・感情移入しやすく、疲弊しやすい〈疑わない〉	しやすい
認知的共感	考える〈思考〉頭頂葉	相手の視点 **視点取得**	他人ごととして推測	**推測が正しいとは限らない**という認識〈疑う〉	しにくい

山口晴保＆北村世都Ⓒ

いるのではありません。認知的共感という別の視点もあるということを頭に置いて、時々冷静に振り返ってみると、家族介護者も、ポジティブなことに気づくきっかけをもてるのではないかと思うわけです。

パーソン・センタード・ケアは、本人だけでなく、家族も介護職もみんな笑顔の「共に尊重し合う関係性」をめざしています。

ＢＰＳＤの氷山モデル

この項目は介護のプロ向けの話ですが、一般読者の皆さんも、介護のプロがどうやって認知症の人に関わるのかを理解しておくと、日々の介護の

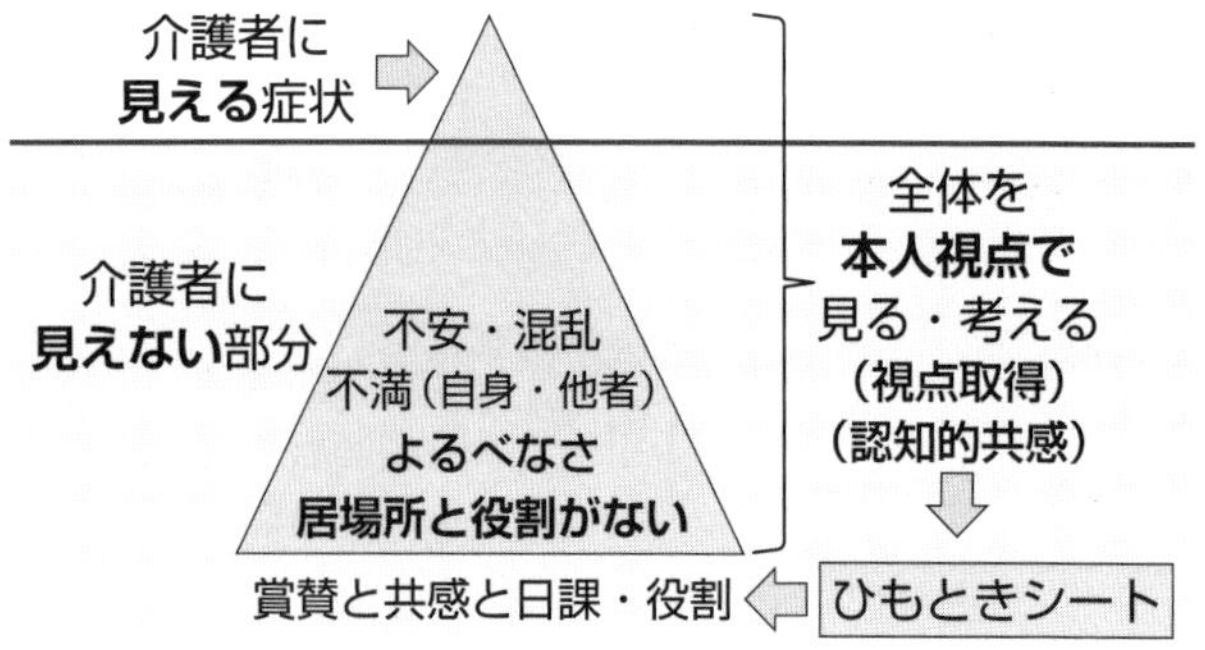

図14　BPSDの氷山モデル
氷山は全体の１割が水面の上に見える。

ときに役立つと思います。

氷山は全体積の約1割が水面の上に出ていて、残りの9割は水面下にあり見えません（図14）。認知症の人のとる行動に対処するときには、見えている1割だけに対処するのではなく、見えていない9割をその人の視点に立って認知的に推測して対処します。認知的共感によって本人の思いや考えをくみ取るのです。そうすると、徘徊など、それまで不可解に思えた行動の背景が見えてきます。多くのBPSDの背景には不安や混乱や不満が隠れています。ですから、例えば、無断外出するから鍵をかけて阻止しようといった、見えている1割への短絡的な対応ではなく、隠れている不安に対して居場所と役割を提供して安心してもらい、混乱を落ち着かせ、傾聴や賞賛・共感などで不満をなくす対応が、無断外出への根本的かつ適切な対応となります。

介護のプロはこのような高いスキルをもっているので、読者の皆さんが認知症のケアで困ったら、地域包括支援センターや認知症の電話相談などでプロのアドバイスを受けてください。

ユマニチュード®

フランスで生まれた認知症ケアのユマニチュード®は、「あなたは私の大切な人です」というメッセージを相手が理解できるかたちで相手に伝え続ける「究極のやさしいケア」です。こんなケアを受けられるのなら認知症になりたい、と思わせるほどのやさしさです。

じっと目を見つめられ、やさしく肩にふれられて、顔を近づけられて「あなたが好き」と言われたら……。これは小説でも、妄想でもありません。認知症ケアの極意です。

相手の視線をとらえるアイコンタクトがコミュニケーションの基本です。認知症が進むと注意力が低下していることが多いので、必ず正面に回り込み、同じ高さで顔を向き合わせます。注意が及ぶ範囲が狭くなっているので、横から話しかけると相手をびっくりさせてしまいます。正面から相手の視線をキャッチし、笑顔で見つめ続けましょう。怖い顔で見つめたら、目を背けられるか、殴られます。

恋人同士も見つめ合っていますよね。それにならい、視線が合って、相手の注意がこちらに向いたことを確認してから、やさしい声で話しかけます。決して、遠くから大声で話してはいけません。大声を聞くと「叱られている」と感じてしまうからです。大声を聞いた途端に「怖い！」なのです。大声は攻撃・逃げろというサインなので、恋人同士のように甘い声で話しかけます。

肩にふれることができたら、相手の手が届く範囲に入り込めた、つまり、相手の防御柵（バリア）を乗り越えて近づくことができた証拠で

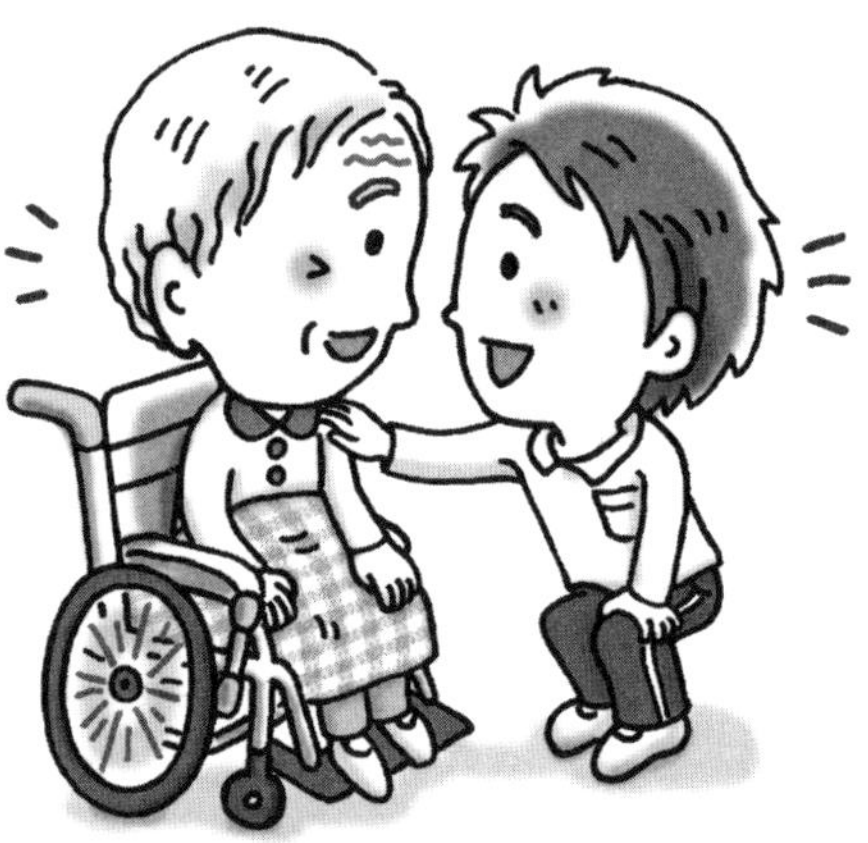

アイコンタクトで恋人同士の距離が基本

す。普通、手の届く範囲は「殴られる」距離だから怖いのですが、70センチ以上離れていれば安全です。これが正常な人のバリアです。しかし、それ以上近づくには、笑顔でアイコンタクトをして会釈をするなど、「私は敵ではありません」という非言語メッセージを伝える必要があります。会釈は味方だというサインです（サルでもそうです）。幸いなことに、認知症になっても、笑顔を認識する能力は比較的よく保たれています（怒り顔には鈍感になっていますが）。こうやって相手の防御柵の中にまで入り込めたら、手のひらで肩か上腕にやさしくふれます。もちろん、相手が嫌がらなければですよ。両手で両肩にふれれば、親近感がぐっと増すでしょう。適切な距離は、認知症の程度によります。重い人ほど近づくようにします。30センチまで近づければ、目と目が間近になり、重度の人でもアイコンタクトをし続けることができます。30センチなら恋人同士の距離ですね。そして、ささやくのです・・・「あなたが好き」と。

字義通りに言う必要はありません。「あなたは素敵だ」「あなたは楽しそうだ」「あなたが協力してくれるので助かる」「あなたと一緒にいると嬉しい」というメッセージを、言葉と身ぶりで相手にたくさん伝え続けるのです。これこそ恋愛の極意ですね。これで落ちます。たぶん。

でも、失敗したら……、めげずに10分後に出直します。幸いなことに、認知症の人の多くは、すぐに忘れてくれます。

アイコンタクトができたあとも、いきなりケアの話を始めてはいけません。雑談を楽しんだあとで、これからケアすること（例えば、着替え）を伝えます。もし本人が拒否すれば決して無理強いしません。これが尊厳を守るケアです。立ち上がりの支援でも、決して腕をつかんだりしません。やさしく下から支えます。そして、無理やり立たせることもありません。

こうやって、相手との絆＝良好な関係性をつくることが、認知症ケアの極意です。絆が形成されれば、仲間です。ケアする側・ケアされる側という一方通行の上下関係ではなく、互いの間に共感が生まれ、互いに安心で穏やかな関係になります。認知症の人を「困った人」ととらえるのではなく、一人の人間としてつき合おうという態度で接すれば、認知症の人とも心が通い、ケアされる人もケアする人も、楽しい双方向コミュニケーションで、互いにほめ合い、感謝し合い、豊かな人生を送ることが可能になるでしょう。まさに、パーソン・センタード・ケアですね。

「書くだけなら簡単です。でも、現実は別です」と、日々の介護で大変な思いをしている人に叱られそうです。でも、ちょっと関わり方を変えてみませんか？　少しずつ、変えてみませんか？　という提案です。
この内容、実は筆者のユマニチュード見学記です。
ユマニチュードの動画をYouTubeで見られるので参考にしてください。
ここで一句　〝やさしさに　笑顔で応える　認知症の人〟

4　認知症の進行を遅らせるポジティブケア

目的をもって前向きな人生を・・・認知症の進行が遅れる！

米国で地域の高齢者1400名以上の母集団を長年にわたって追跡調査した研究[*11]があります。この研究では、当初は認知症のなかった246名について、亡くなったあと（死亡時平均88歳）にそれぞれの脳を解剖して調べ、その病理検索結果と生前に毎年調べていた認知テストの結果を照合しました。また、人生の目的について、①人生経験の意義を感じている程度、②

自律感（自己決定）の程度、③目標志向の強さ、の3項目であらかじめ評価しておき、それらとの比較も行いました。すると、脳にアルツハイマー型認知症の病変が同程度にあっても、人生の目的評価点が高い人は認知機能低下のスピードが遅いことが判明しました。自分の人生を有意義だと感じ、自分で意思決定し、目標をもって生きている人は認知症になりにくいし、たとえなっても進行が遅れることが示されたのです。

大学では教養教育が大切といいますが、認知症の人には「今日用事《きょうようきょうよう》があって、今日行く《きょういく》とところがある」という人生の目的が常にある生活が大切です。認知症になったら不幸と決めつけないでください。認知症になっても日課や役割をもち、生きがいを感じながらポジティブに生活していることが大切です。

次は、「責任と自己決定」が施設高齢者の幸福条件だということを示した研究[*12]を紹介しましょう。この研究では、特別養護老人ホーム（ナーシングホーム）の入居者93名（65〜92歳）を、身体・心理的健康、社会・経済的地位に配慮してランダムに2群に分けました。そして、自己決定群は、①朝食の卵をスクランブルエッグかオムレツにするかを前の晩に自分で決めて申し込む、②映画を水曜と木曜のどちらに見るかを前もって選んで自ら申し込む、③植木鉢の植物を一つ選んで部屋に持ち帰り、水やりの責任をもつ、としました。一方、自己決定剝奪群は、①朝食について、月水金はオムレツ、他の曜日はスクランブルエッグと決められ、②映画鑑賞は、廊下の左側の人は水曜、右側の人は木曜と決められ、③植木鉢は看護師が選んで持ってきたものの世話をする、としました。その結果、３週間後には、自己決定群のほうが生活満足度が高く、行動が活発で、諸行事に積極的に参加していました。１年半後には、自己決定群のほうが活動的で幸せに生きていました。そして死亡率は、自己決定群が15％、自己決定剝奪群が30％でした。選択権とコントロール権を奪われた群は、より不活発でより短命であることが示されました。

日本の介護施設は何でも親切にしてあげる傾向があり、入居者の自己決定権は奪われがちです。施設を選ぶときは、「どれだけ親切にやってくれるか」よりも、「どれだけ自分に選択権があるか、自己決定できるか」という基準で選んだほうが、幸せで長生きできるでしょう。

ひとくちコラム

ＩＫＩＧＡＩって英語？

皆さんには朝起きる理由がありますか？ きっと「バカな質問をするな」と叱られますね。

「生きがい」を一つの英単語で表すことはできません。purpose in/of life、meaning for life などとなります。中には、the reason for which you get up in the morning（朝起きる理由）という言い回しもあります。朝起きて「さあ、頑張るぞ！」という人は、生きがいがあるようです。

一つの単語で表せないということは、欧米には「生きがい」という文化がないということです。そこで、最近は〝ＩＫＩＧＡＩ〟が英語になっています。そのきっかけが、２０１８年12月2日のＮＨＫ「おはよう日本」で紹介された、スペイン人のエクトル・ガルシア氏とフランセスク・ミラージェス氏による本『ikigai：Los secretos de Japón para una vida larga y feliz』（URANO／２０１６／スペイン語版）です。42か国以上で出版され、日本語版は『外国人が見つけた長寿ニッポン幸せの秘密』（エクスナレッジ／２０１７）です。

この本には、調査を行った沖縄県大宜見村《おおぎみそん》の人々が長生きで幸せに暮らせるのは生きがいをもって生活しているからだと、日本人なら当たり前に感じていることを西洋人の視点で分析しています。

大宜見村の幸福・長寿の秘訣は、次の通りです。

＊くよくよしない――とびっきりの笑顔で相手に心を開く

＊よい習慣――早起きして畑仕事、など

＊親睦を深める――友だちやご近所さんに会うのが一番の生きがい

＊のんびり生活する――一つずつ、落ち着いて、楽しむ

＊楽観主義――毎日感謝している、笑うことが一番大切

どれも前向きでポジティブですね。これで、幸福・長寿です。

日本人にとっては、「生きがい」は直感的で、ナチュラルで、死なないで生きていることそのものであり、考えてつくり出すものではなく、あって当たり前、朝起きたらそこにあるものみたいな概念だと思います。しかし、このあって当たり前の「生きがい」がなくなると、人は意欲を失い、認知症であれば認知機能低下が加速し、人間らしさを失っていくように思います。

認知症があってもなくても、生きがいは幸せな人生に必須なものと思いま

す。「認知症になったからといって生きがいが奪われない支援」が求められますね。

自己決定支援

ある日のこと、筆者のもの忘れ外来に一人の患者さんが紹介されてきました。「怒りっぽくて介護に困るから薬を検討してほしい」という入居している有料老人ホームの意向で、家族が連れてきたのです。本人に「どんなときにイライラしたり怒ってしまうのですか？」と質問しました。すると、「午前10時頃に入浴をしつこく誘われる。嫌だと言うと、汚くなるから風呂に入れとしつこいので、怒る」との答えでした。これは、ケアする側の問題ですね。それで、薬は出さず、「お風呂に入ったら○○（本人の好物）を一緒に食べましょう」などとポジティブに誘ってみてはどうかと、ケアのコツを伝えました。

ケアを提供する側の都合で何でも決めてしまうのではなく、まずは本人が了解した上でケアを行うことが基本的人権を守ります。そうすれば本人が怒る理由がなくなります。ケアを行う上でも自己決定を尊重することが大切です。

人間の尊厳が保持されるには、自律（autonomy）がとても重要です。認知症になって意思決定能力が低下しても、自分で決められることは嬉しいことです。そこで、認知症の人の残存能力を最大限に活かしながら、「自分で意思決定すること」を支援すること（shared decision making）が必要になります。

この自己決定支援を促進しようと、厚生労働省は２０１８年に「認知症の人の日常生活・社会生活における意思決定支援ガイドライン」を発表し（厚生労働省ホームページに掲載）、本人の意思をできる限り丁寧にくみ取るために、本人の意思決定を支援する標準的なプロセスや留意点を示しました。日常生活や社会生活などにおいて、認知症によって意思決定能力が不十分になっても、本人の意思が適切に反映された生活が送れるよう、本人の意思決定に関わる人（家族や医療・ケアの専門職や行政職員）が自己決定に必要な情報を、認知症の人が有する認知能力に応じて理解できるように説明した上で、本人が示した意思を尊重します。このガイドラインには、〈本人の示した意思は、それが他者を害する場合や、本人にとって見過ごすことのできない重大な影響が生ずる場合でない限り、尊重される〉と記載されています。言語で意思表示できなければ、身ぶりなどの非言語メッセージを読み取り、また、本人の意思を推測して自己決定の支援を行います。

「認知症になったら判断できないから、介護者が代わりに判断してあげよう」という、親切すぎて残存能力を無視するケアは古いケアです。認知症になっても、周りの人たちの支援を受けて自己決定できる。これが時代の流れです。だんだんとポジティブなほうへ進んでいます。

日本の介護施設では、認知症の人が薬の内服を拒否すると、どうやって飲ませようかとケアスタッフが考えます。おかずに混ぜようか、ヨーグルトに入れようか、などと知恵を絞ります。でも、これって、ある意味ではとても親切なケアですが、本人の自己決定を踏みにじる支援です。ケアスタッフは、医師の出した薬は絶対に飲ませる必要があるという強い思いをもっていて、とても仕事熱心です。しかし、筆者が見学に行ったデンマークの介護施設では、本人が拒否した薬を無理矢理飲ませるのは法令違反でした。日本も徐々に本人の決定を大切にするようになってほしいものです。どうしても必要な薬なら、きちんと本人と信頼関係を築き、薬の必要性をわかりやすく説明した上で、上手に内服を誘って、本人の同意の上で内服してもらうのが尊厳を守るケアです。

ひとくちコラム

本当に必要な薬なの？

高齢者は、かつて「病気のデパート」と表現されたように、たくさんの疾患を抱えています。例えば、心不全、骨粗鬆症《こつそしょうしょう》、脂質異常症があり、さらには認知症もとなると、処方される薬は膨大な量になります。こうしたポリファーマシーといわれる5～6剤以上の内服では、転倒が増え、認知機能が低下するともいわれます。

アルツハイマー型認知症を発症したら、生命予後はあまり長くありません。よって、例えばコレステロールを下げるような薬剤の予防的な投与は基本的に不要です。アルツハイマー型認知症の治療薬も効果は限定的で、重度になって本人が薬剤の必要性を判断できないような状態になったら不要です。しかし、現実には、医師が処方し（重度になっても家族が望むこともあり）、介護職が本人の拒否に遭いながらも、医師の命令だからと内服させています。

筆者が病棟回診をすると、食欲が低下している患者の相談をしばしば受けますが、手始めにドネペジルのようなアルツハイマー型認知症治療薬を中止すると食欲が戻ります。進行を少し遅らせる薬で苦しむよりも、美味しく食べて元

──気に生活するほうが生活の質（ＱＯＬ）は高いと思います。──

認知症の人の人権と自己決定

自己決定を尊重しない国・日本では、身体拘束を生じやすい文化があります。「認知症になったら自己決定できない、だから代行する」という考え方もまだまだ主流です。その代表が、成年後見制度です。後見人が決まると、本人の決定ではなく後見人の決定事項が最優先されます。大切なことは、なるべく本人が自己決定できるように支援することです。

施設を利用している認知症高齢者が立ち上がり、ふらふらと歩き始めたシーンを想像してみてください。介護スタッフはきっと、「危ないですよ。じっと座っててください」とお願い（命令？）するでしょう。これが日本の介護現場でよく見られる光景です。でも、デンマークではこのようなことが生じません。本人が自分の意思で立ち上がって動いているなら、その行動は自己責任であり、制止することは法令違反です。デンマークでは、転倒しても自己責任で、介護スタッフの責任は問われません。ゆえに利用者は自由に動き、歩行能力が維持されま

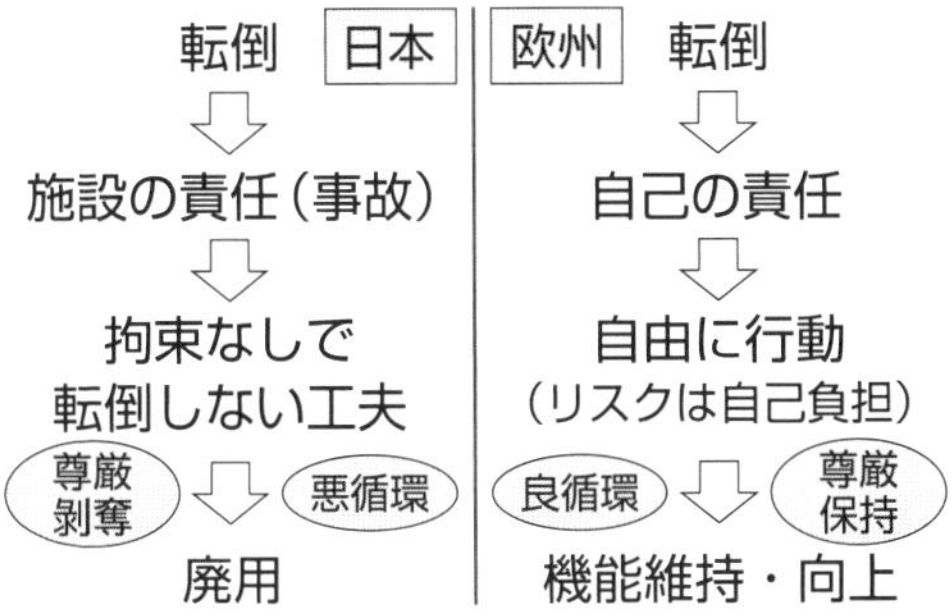

図15　国民の常識を変える

す。一方、日本では利用者が転倒すると「事故」扱いです。骨折すれば家族に訴えられ、裁判になれば賠償金を払えと裁判官が命ずる国です。これが、立ち上がらない工夫や立ち上がったときの制止につながります。そして、本来歩ける能力のある人が徐々に歩けなくなり、立ち上がらなくなると、「もう安全」とスタッフが安心します。こんな日本の文化、おかしくないですか？　日本のケアを変えるには、国民の価値観を変える、文化を変えることが必要だと感じています（図15）。

　介護スタッフが利用者の腕をつかんで立ち上がらせるのは、日本では当たり前の光景です。デンマークでは、本人が首を縦に振らない限り、引っ張って立ち上がらせることはありません。それは違法行為だからです。そもそも腕をつかんで引っ張るのは適切なケアではありません。やさしく腕を下から支えて、本人が立ち上がろうとする動作を補助するのが適切な支援です。力任せに引っ張って立ち上がらせるのは人権無視です。

有名な鉄道事故でも、介護家族に対して賠償命令が出て、最高裁で逆転判決となりました。なぜ家族介護者に賠償を求めたかというと、認知症の本人には賠償能力がないという考え方が根底にあります。この考え方が認知症の人の自己決定権と人権を奪うことにつながる、と筆者は感じています。もし筆者自身が認知症になって事故を引き起こしたら、自分が払える範囲で賠償すべきだと考えています。そうすれば、認知症になっても自己責任で自由に動き回れます。

無気力を避けよう

こんな実験があります。壁が高い小部屋にイヌを入れて、床に電流を瞬間的に流します。するとイヌは電気ショックから逃れようと飛び上がります。しかし、これが何回も続くうちに、飛び上がっても壁が高いのでここから逃げられないことを学習し、飛び上がらなくなります。このことを学習したあとに、壁が低い小部屋にイヌを移して電流を流してみます。今度は壁が低いために飛び越えられるはずなのですが、逃げられないことを学習したイヌは飛び上がろうとしません。これを「学習性無力症」といいます。失敗が続くと挑戦する気力をなくし、無気力になるのです。

高齢になるだけでもできないことが増えるのですが、さらに認知症になると失敗体験が増えます。ですから、失敗をすぐに忘れる老人力と、失敗を他人のせいにする防衛機制（例えば、しまい忘れて見つからないものを盗られたと他者に責任転嫁して自己を守る）で、認知症になっても無気力にならないメカニズムが備わっています。しかし、失敗が続かないようにする周囲の支援が大切です。そして、これが充実していれば、認知症の人が安心して暮らせます。

ある介護施設での出来事です。スタッフが利用者を折り紙に誘いました。本人は遠慮したのですが、スタッフは「できるところまででいいですから、参加しましょうよ」としつこく誘います。その利用者はしぶしぶ参加しましたが、四角い紙の角と角を合わせて三角に折る作業がうまくできませんでした。利用者は「こんなこともできなくなっちゃって……」と悲しそうです。すると、別のできる介護スタッフが「ごめんなさい、今日の折り紙はいつものより硬くて折りにくいですね、ごめんなさい」と声かけしました。神対応ですね。失敗の責任は本人ではなくスタッフにあるとフォローしたのです。こんなやさしいスタッフがいる施設なら利用したいですね。ここに紹介したのは、伊東美緒・編著『認知症の人の「想い」からつくるケア―在宅ケア・介護施設・療養型病院編―』（インターメディカ／２０１７）の中に出てくる事例の概略です。伊東氏は、「できるところまででいいですよ」は残酷な言葉だ、できないことが明確になるまでやりなさいと命じているからだ、と解説しています。

脳活性化リハビリテーション5原則

筆者は、長年、群馬大学で理学療法士・作業療法士の教育に携わり、認知症のリハビリテーションに取り組む中で「脳活性化リハビリテーション5原則」を提唱しました。[＊7] これは、認知症のリハに限らず、ケアでも健常者の人づき合いでも大切な5原則です。

（1）快―笑顔―

記憶がつながらず、前後関係がわからない状態＝時間軸が壊れたアルツハイマー型認知症の人は、「あとでよいことがあるから今は我慢しよう」という説明が通じません。今、その時に本人が楽しく笑顔で過ごせることが必要です。その時々に本人が納得する対応が求められます。そして、笑顔がよい状態のバロメーターです。笑顔を示す能力は認知症が進行しても残ります（71ページ）。

「脳は鏡」です。笑顔で接すれば、笑顔が返ってきます。とても大切な基本原則です。

（2）双方向コミュニケーション

本人と介護する側との双方向コミュニケーションが大切です。認知症になるとコミュニケーション能力が低下するので、相手の能力に応じた話し方・接し方をします。そして、相手が喜んでいればこちらも

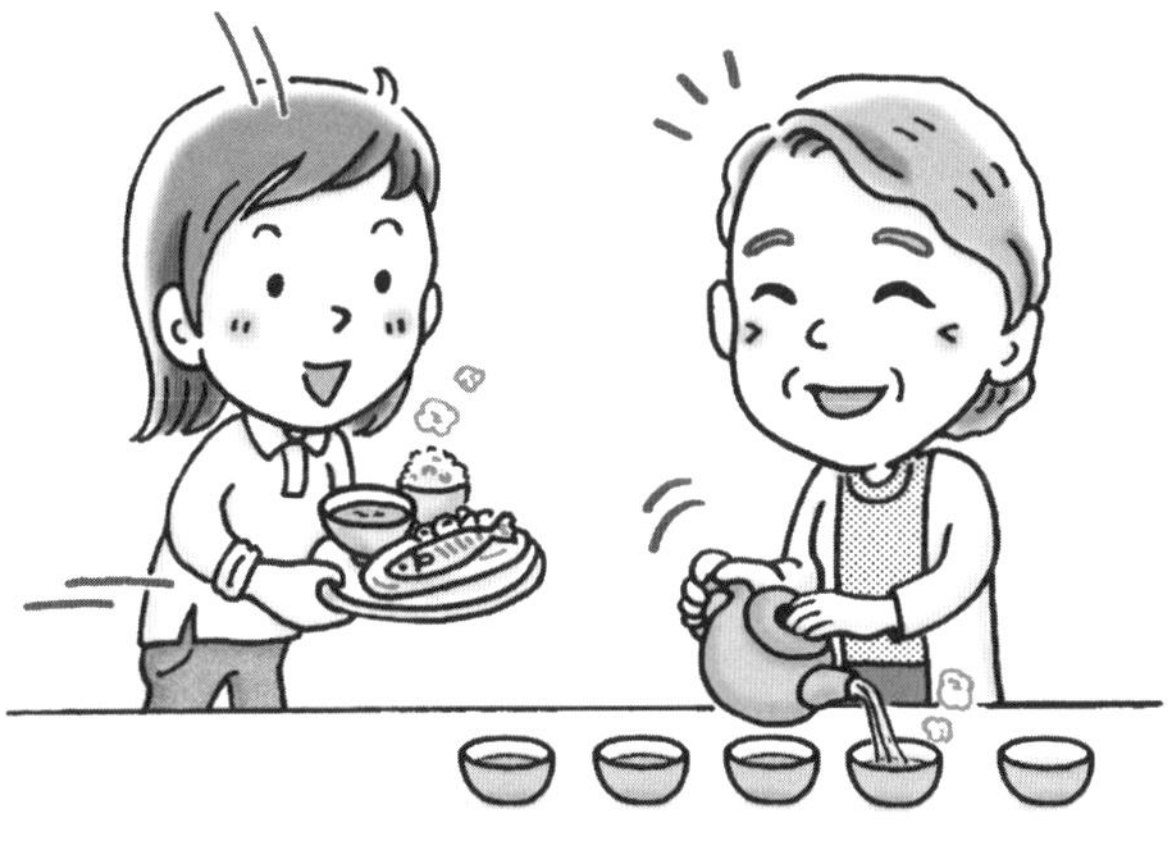

人の役に立つ喜び
スタッフ「ありがとうございます、助かります」
高齢女性「あんたもいつも頑張ってるもんね」

喜ぶというように共感的態度を示します。相手の言うことを否定すればケンカになります。相手の言うことが介護者の知っている事実と異なっても、まずは本人の言うことを受け止めます。

（3）役割

認知症になると役割を奪われることが多くなりますが、役割や日課の剝奪は尊厳を傷つけることにつながります。その人の残された能力に見合った作業・活動を行ってもらうことで、生きる喜びが生まれます。他者の役に立つものであれば、なおさら有効です。

認知症だからと介護者が一方的にケアを提供するのではなく、本人が介護者に恩返しをする機会をつくってください。

（4）ほめ合い

認知症になると、ほめられることはほとんどなく、叱られることばかりになりがちです。そこで、互いにほめ合うことが重要です。ほめることが難しかったら、「いてくれてありがとう」と存在をほめる。「ありがとう」と感謝を伝えるだけでも有効です。それでも言えないという人は、そうした声かけを、「南無阿弥陀仏」と同じく、幸せになる呪文ととらえてください。意味を考えなくていいので、呪文のように「あなたがいてくれて嬉しい」と認知症の人に何度も伝えてください。この言葉は存在を肯定する言葉で、認知症の人をとても元気にするはずです。認知症の人は、普段ほめられていないし、「困った人」と存在を否定されているので。

（５）失敗を防ぐケア

誰でも失敗すると落ち込みます。ですので、さりげない支援で認知症の人の失敗を防ぎます。失敗してから注意するのはよくありません。失敗しないように先手を打って、さりげなく指示を出しましょう。「次は○○しなさい」ではなく、「次は○○してもらえると助かります」と。それでも失敗してしまったときは、介護者が責任をかぶると本人は救われます。前述の折り紙の例のように。

以上の５原則は、どれもポジティブな内容です。まさにポジティブケアです。これを提唱した２００５年から筆者はポジティブです。

医療・介護の専門職などで、この脳活性化リハ５原則をもっと詳しく知りたいという人は、ぜひ山口晴保・編著『認知症の正しい理解と包括的医療・ケアのポイント―快一徹！脳活性化リハビリテーションで進行を防ごう―：第３版』（協同医書出版社／２０１６）をお読みください。

YouTubeで「脳活性化リハ５原則」と検索すると、〝漫才〟による解説を見ることができます。

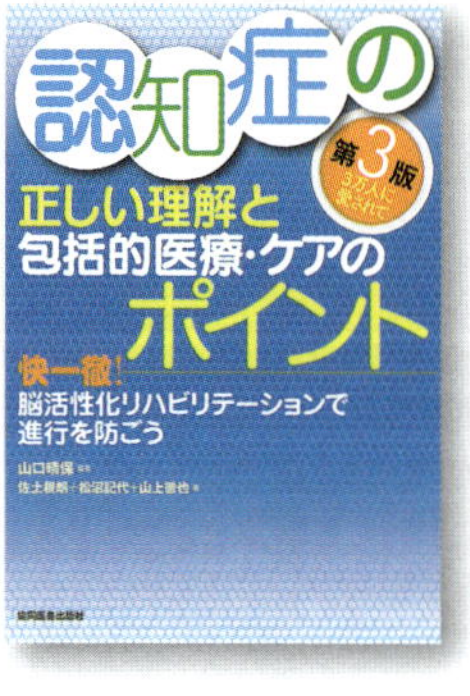

脳活性化リハ５原則を詳説！

能力を引き出すポジティブケアの事例

研修会「認知症ポジティブ！山口塾」の参加者アンケート[*1]に書かれていた施設入居者の能力を引き出す事例にコメントするかたちで、脳活性化リハビリテーション5原則がケアの現場でどのように効果を発揮するかを解説します。

◎本人の徘徊に困っていました。でも、一人で散歩できた、外に出る意欲があったと、とらえ方をポジティブに切り替えました。

◎お酒を飲んで転倒・骨折を繰り返していた認知症の人が、それが原因で認知症グループホームに入りました。スタッフと一緒に何度もお酒を飲んで、適量を見つけ出しました。日本酒は1合だけＯＫ、ビールなら３５０㎖缶２本までＯＫ。施設に入ったので酒を適量飲め、骨折しなくなりました。

⇩この二つの事例は、その人の残存能力を見極めて、それを認め、能力を伸ばそうという取り組みですね。脳活性化リハ５原則の「失敗を防ぐ支援」で、「笑顔」の「コミュニケーション」ですね。

◎施設の入居者で、いつもリビングの椅子に座りじっとしている方が、何度もトイレに行くので、雑巾縫いや食事を分ける作業の手伝いをお願いしたところ、食事前になると手洗いも自ら済ませ、意欲的に取り組まれるだけでなく、食事の後片づけも自ら手伝うようになりました。手伝ってもらったときは「ありがとうございます」「助かります」、お願いするときは「困っているので手伝ってもらえませんか」と声をかけると、意欲的な生き生きとした表情をされます。

◎介護施設の近くの居酒屋で、もやしのひげ取りを依頼され、利用者が真剣に取り組んでいます。

◎認知症の旦那さんに買い物をお願いすると、何を頼んでもネギを買ってくるそうです。だから、奥さんは「ネギが欲しいときは、主人に買い物を頼むことにしている」と笑っていました。

◎介護施設が主催する地域コミュニティー講座で、認知症の人が講師を務めました。

⇩これらは脳活性化リハ5原則の中の「役割・日課」や「ほめ合い」の効果ですね。

◎若年性認知症で言葉も出にくくなった利用者に希望を尋ねると、「料理を作れるようになりたい」とのこと。菓子作りから一緒に始め、おかず作りのためスーパーに買い物に行き、必要な食材を選び、代金を払い、調理して、他の利用者から「美味しい」とほめられ、今では自主的に調理するようになり、会話も増えました。

⇩脳活性化リハ5原則の「失敗を防ぐ支援」と「日課・役割」「ほめ合い」の効果ですね。

◎トイレ拒否がある方ですが、何度もほめ続けると、自ら行くようになりました。

◎他の利用者にとげとげしい態度で失敗を指摘する利用者に、「いろんなことに気がついて、今すぐ現場で働けそうですね」とおだてると、とげとげしい態度がなくなりました。

⇩脳活性化リハ5原則の「ほめること」は、ケアの基本ですね。

◎ずっとスタッフを呼んで落ち着かない利用者です。でも、手をつないで笑顔で話をすることで、表情が和らぎ、落ち着くようになりました。

◎不安が強い利用者の話を傾聴することで、穏やかさが戻りました。

◎「いくら払ったらいいの？」と不安で落ち着かない利用者に、感謝の言葉を投げかけると不安が解消しました。

⇩脳活性化リハ5原則の「笑顔」と「コミュニケーション」が有効ですね。

ほっとタイム

他人の役に立つのは大切　生きがいを生むケアを

もの忘れ外来で担当しているアルツハイマー型認知症の患者さんが紙袋をぶら下げて、診察室に入ってきました。「先生、この30年ものの高級ウイスキーを召し上がってください。昔、外国で買ってきたものなんです」とおっしゃります。「貴重なものをありがとうございます」と笑顔で頂戴しました。

さて、袋の中には古びた日本製の箱…、確かに30年経過したような輸入物のウイスキー。

他人に何かを与える行為は利他行為といわれます。このほか、他人の手助けをする、やさしい言葉をかけるなども利他行為です。それによって、脳の中ではドパミンという物質が出てきて快感が湧き上がり、同時にやる気が出ます。「情けは人のためならず」という言葉がありますが、まさに他人に情けをかける行為は利他行為で、自分に快感とやる気が生まれるのです。

美味しいものを食べたり、報酬を得たりすると、ドパミンが脳内に出てきますが、利他行為でも、同じ部位にドパミンが出ることがわかっています。利他行為には、お金をもらうのと同じ効果があるのです。

認知症になると、一方的に「手助けされる人」と周りの人から認識されてしまいます。本人は「人の役に立ちたい」と思っているのに。もし、皆さんが障害をもって一方的に手助けされるような状況に置かれたら、どんな気持ちになるでしょうか？

周りの人たちが「介護をしてあげている」という態度で、「そんなこと、しなくっていいよ」と役割をだんだんと奪っていきます。すると、他人の役に立つこともできず、やる気（生活意欲）が失《う》せ、尊厳が失われていきます。

人は、他人の役に立つことで生きがいを感じ、自尊心が高まります。認知症になっても、その人は「他人の役に立ちたい」と思っているのです。その気持ちをくみ取って、認知症の人が他人の役に立てるような場面設定が、認知症の人の介護に必要です。一方的にケアしてあげるのではなく、時には認知症の人に肩をもんでもらうような行為が、その人のやる気と尊厳を高めます。

筆者がウイスキーを受け取った行為を正当化するために、筆者の脳は合理化のメカニズムを駆使して、こうした言い訳を生み出しました。脳細胞、恐ろしや！　ですね。

でも、筆者が一番嬉しいのは、認知症の人が手作りした作品、毛糸のたわし、育てた野菜などを受け取ったとき。共に笑顔になれる時間《ひととき》です。

「開こう認知症の宝箱３」（２０１３年１月23日配信）より

ほっとタイム

働いて生き生きする道を　できることに着目しよう

映画『任侠《にんきょう》ヘルパー』を見ました。暴力団が認知症高齢者をかり集め、ベニヤ板で区切った小部屋に閉じ込め、ひもで縛る。1か月もすれば、歩けずにボーッとしているだけの垂れ流し老人になります。こうして、手間をかけない低コストケアで高額の利用料から多額の上納金を産み出す非合法（介護保険の施設基準を満たさない）の介護施設となるわけです。

施設長となった草彅剛《くさなぎつよし》さん演じる組員は、「おまえら見捨てるほど落ちちゃいねえよ」と、施設の改善に乗り出しますが、親分の不興を買い、バトルが始まるというストーリー。では、どんな改善をしたのでしょうか？

認知症高齢者が、自ら作業して建物を修繕し、自ら調理し、それぞれの役割を演じながら、寝食を共にする。この過程を通して、入居者が「ボー」から「生き生き」に変わったのです。

この施設から一人の認知症高齢者が特別養護老人ホームに移りましたが、そこで暴れて精神科病院に入院し、薬でおとなしくされ、その人らしさを失いました。毎日「ボー」になったのです。家族が見かねて元の施設に戻すと、元気になっていく。親切すぎるケアで「生きる希望を奪う」立派な施設よりも、自ら役割をもつ貧相な施設のほうが、心身共によくなる（well-being）というパロディーが見応えありでした。

介護保険制度でデイサービス（日中のケア）施設がたくさんできています。その多くが、利用者をお客様として扱い、過剰に親切なケアを提供するものです。その結果、利用者の生活力は使われないために低下し、介護度が悪化していきます。

利用者が働いて、お茶を淹《い》れて他の利用者の役に立ったり、町内清掃やパトロールなどで地域に貢献したりできるようなデイサービスこそ必要ではないでしょうか。

認知症になったから「一方的にケアを受ける人」ととらえるのではなく、認知症になっても「人の役に立ちたいと思っている」という本人の気持ちに寄り添えるようなケアで、本人に満足をもたらすことが望ましいですね。

そのためには、「二面性に気づくこと」が大切です。「認知症ゆえにできないこと」ばかりに目を向けるのではなく、「認知症になってもできること」にも目を向けましょう。それが宝箱を開くコツだと思います。

「開こう認知症の宝箱19」（２０１３年5月15日配信）より

生活障害へのリハビリテーションで生活力アップ

認知症の人はみんな誰もが生活障害を抱えています。初期は生活管理の障害ですが、進行すると、着替え、入浴、排泄など身の回りのことで支援が必要になってきます。ここで、できないから代わりにしてあげるケアを行うと、本人の能力が奪われます。してあげるケアは、一見したところ親切でポジティブなようですが、実際には能力を奪ってしまうのでネガティブなケアです。一方、できない原因を分析して少しだけ手助けしたり環境調整を行うと、できるようになることがあります。こちらは残存能力を引き出すケアです。

このような、できなくなっていたことをできるようにする工夫がたくさんあることを、女性の排尿を例に説明しましょう。

◎「介護施設に入居しているAさんは、トイレに行けなくなり廊下で排尿しました」⇩トイレの扉に大きな字で「便所」と張り紙をし、廊下にも「便所→」と張り紙をしたら、トイレに行けるようになりました。

◎「介護施設に入居しているBさんは、トイレに行っても便器の蓋を開けることができないので、便器の脇に排尿しました」⇩便器の蓋を外しておくと、上手に使えました。

◎「自宅で生活しているCさんは、排尿したあと、トイレットペーパーを使えません」⇩トイレットペーパーの先端を10センチくらい垂らしておくと、ひょいとつかんで拭くことができました。

◎「自宅で生活しているDさんは、排尿後に流すことができません」⇩立ち上がると自動的に流れる便器に替えました。

◎「介護施設に入居しているEさんは、尿意を教えることができないで失禁します」⇩介護スタッフの観察結果をもとに、そわそわし出すなどの兆候が見られたときにトイレに誘導すると失禁を防げました。

例に挙げたように、たくさんの工夫があります。「尿失禁したからおむつ」という発想ではなく、「どうしたら失禁を防げるだろうか」と対応を考え、能力を奪わないことが大切です。

「言ってもできないから」と諦めるのではなく、「言葉での指示が通じなければ、視覚に訴えるとうまくいくかも」と考えましょう（張り紙「便所→」の例など）。それでもできないときは、手取り足取り、何度も練習すると、認知症があってもできるようになる可能性がありま す。群馬大学で筆者が指導した理学療法士の大学院生が排尿練習の効果を研究しましたが、認知症があっても繰り返すことで少しずつ上達しました。諦めずに、適切な生活リハビリテーションを行うことが大切です。

介護保険で行う認知症リハビリテーションについては、「生活機能を維持・向上しよう」ということが明記されています。

5　介護者が幸せになる

認知症の人を介護するのは大変です。つらい介護を経験した人は、「認知症をポジティブにとらえるなんて無理！」と言います。しかし、つらいからこそ、ポジティブにとらえる必要があるのです。

「脳は単純」という説明をしました（81ページ）。「介護がつらい」と口にしていると、本当につらくなります。口に出した「つらい」という言葉を正当化するために脳が働き、その根拠をたくさん見つけ出してくるからです。「何度も同じことを聞かれてイライラする」「何度言ってもすぐ忘れる」「言うことを聞いてくれない」「隙があると外に出てしまう」などなど、認知症の困りごとは枚挙にいとまがありません。つらい根拠が山のように出てきて、つらいことが揺るぎない真実となります。

しかし、つらい介護の中でも、「小さな幸せ」に気づける人は幸せになれます。本人の笑顔が見られて嬉しい、一緒に楽しく話ができて嬉しい、ご飯を食べてくれて嬉しいなど、当たり前の日常の中に喜びを見いだせる感性をもっているかどうかで、幸・不幸が決まると思います（91ページ）。

本項では、介護者が幸せになれる、いくつかのコツを伝授します。

失敗を叱らないで、できたことをほめる

アルツハイマー型認知症の女性Aさんの例です。Aさんに対して夫が命令します。「何度も呼ばない」「同じことを聞かない」「着替え、歯磨き、食事は決まった時間に行う」「夫が入浴中はテレビを見て黙って待つ」などなど。健常者なら当たり前のようにできることですが、命

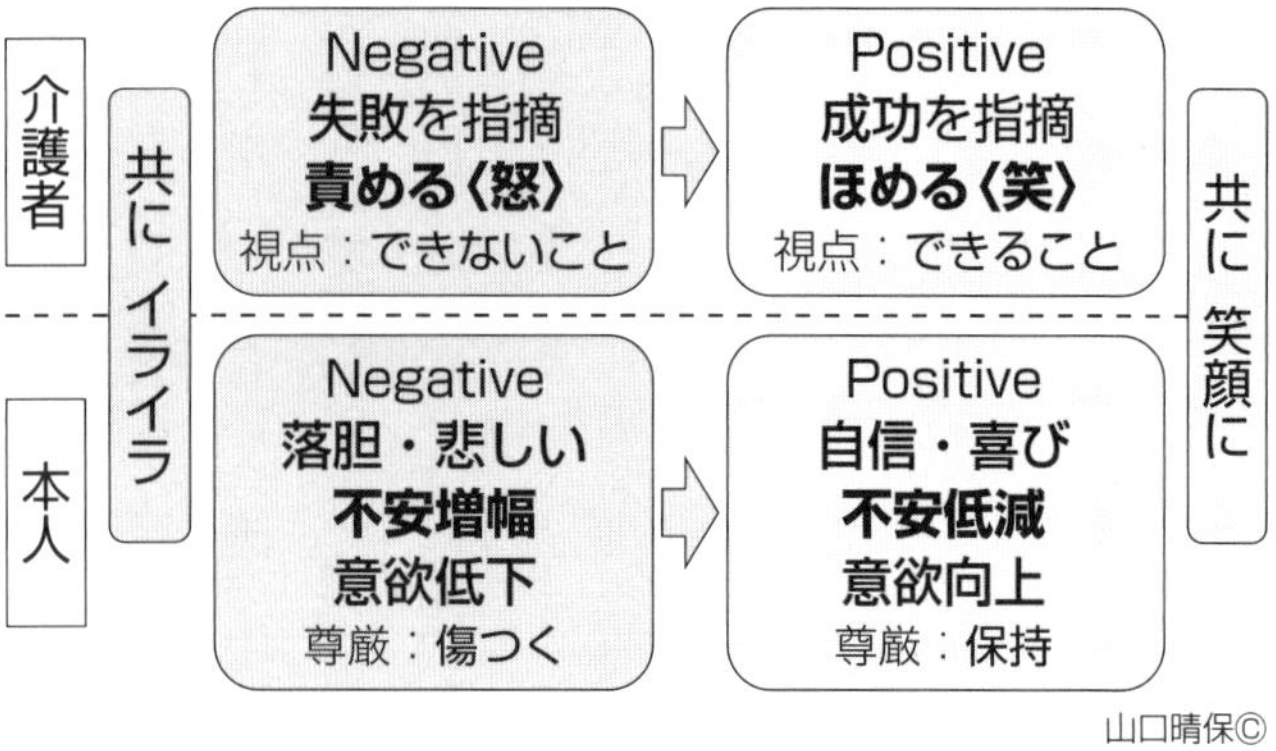

図16　ポジティブケア対ネガティブケア

令してもその通りにならないため、夫はイライラして大声を上げてしまいます。そうすると、怒った夫もつらいし、怒られた妻もつらい。共につらい生活になってしまいます。

ここで考えてみましょう。夫が命じた内容は、すべてアルツハイマー型認知症になったらできないことです。夫は、妻ができないことを命じて、そのできないことで立腹している〝自家発電〟なのです。そこで、考え方を逆転します。できないことを叱るのではなく、できたことをほめる、共に喜ぶというように。180度方向転換すれば、共につらい状態から、共に笑顔になれます（図16）。本人が叱られないで笑顔でいると、認知症の進行が遅くなる傾向があります。ネガティブ感情は脳の老化を促進するからです。

さて、ある認知症の人とその家族の日常です。二人暮らしで、認知症の夫に対して健常な妻が、「バカ、ボケ、死ね」などと罵《のの》り、時には物を投げつけます。虐待ですね。こんなにかっかしていたら脳によくありません。ストレスも溜まります。不満が不満を呼び込み、どんどんネガティブになります。それに対して夫は、「悪いのは女房ではない。女房の友だちがいろいろ言ってそそのかすから、言葉がきつくなって大変だ」と妻をかばいます。どちらが認知症だかわからない反応ですね。認知症になっても健常な人よりやさしい人がたくさんいますよ。

一日をポジティブに振り返る―ポジティブ日記―

筆者が群馬大学で指導した大学院生が「ポジティブ日記」の効果を検証しました。[*13] 認知症の家族介護者10名に、一日の最後に「その日にあったよいこと三つとその理由、および自分をほめる言葉を書く」日記を4週間続けてもらいました。そして、認知症の行動・心理症状（BPSD）の重症度を数値化する指標（NPI）と介護負担感を数値化する指標（NPI-D）で評価を行ったところ、介護負担感が平均12・5点から7・9点へと明らかに低下しただけで

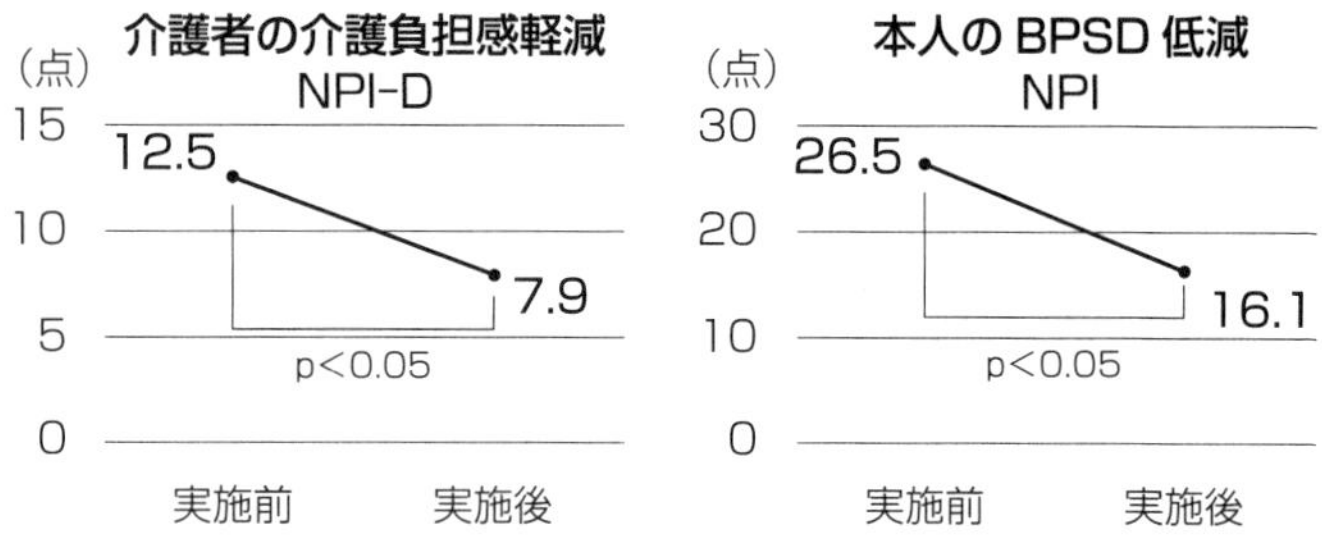

図17　ポジティブ日記の効果
認知症家族介護者10名がポジティブ日記を4週間実施したところ、介護負担感（特にうつ）とBPSD（特に妄想）が減った。ポジティブ日記は、藤生大我研究室（https://taigafuju.wixsite.com/positive-lab/positivediary）よりダウンロードできる。

なく、認知症の本人のBPSD重症度が平均26・5点から16・1点へと明らかに低下しました（図17[*13]）。家族が楽になっただけでなく、本人も穏やかになったのです。

寝る前に一日を振り返ってよいことを言語化する、書くのが面倒だったら言葉に出す。できれば、それを認知症の人に伝えるとよいでしょう。ポジティブなことを言語化することで、「脳は単純」の法則にしたがって、自分は幸せと思えるのです。そして、介護者が幸せだと、認知症の本人も幸せになります。「脳は相手を写す鏡」という法則の通りです。

この研究には基になった心理実験[*14]があります。インターネットで募集した30〜50歳代中心の一般人577名を6群に分け、「三つのよいこと日記」をはじめとする五つの課題を行う群と対照群を設定しました。そして、介入前、介入後1週間、その後6か月までの経過を追いました。すると、「三つのよいこと日記」を行った群では、1週間後から抑うつが低減してその状態が持続し、1か月後には幸福感が増大し、6か月後には幸福感がさらに増大しました。

ぜひ、読者の皆さんも、夜寝る前にその日のよいことを思い出し、口に出してから寝てみてください。だんだんと心のベクトルが上向きになって、幸福感が増していくはずです。なにな

に・・・一つもよいことがなかった？　そういう人は、寝る前の歯磨きのときに、鏡に向かって笑顔を作り、笑顔で「いい笑顔だね」「頑張ってるね」と声に出しましょう。この言語化が自己暗示となり幸福になれます。きっと・・・。

ここでおやじギャグを一つ。アスベストは健康によくないですね。健康によいのは・・・今日ベスト。今日がよい日！

怒りをうまくやり過ごす

笑いヨガの本[*15]を読んでいたら、嫌なことを笑い飛ばす術である「指さし笑い」が出ていました。誰かに腹を立てたとき、文句を言いたくなったときに、その人を指さして「ハッハッハッハッ」と笑うことで怒りが静まります。きっと相手はきょとんとしているでしょうが。相手を非難すれば、相手からも非難が返ってくるのが世の常です。「脳は相手を写す鏡」です。怒りには怒りの反応が、笑いには笑いの反応が返ってきます。相手に怒りをぶつけない。代わりに怒りを込めて笑う。これで落着です。

例えば、認知症の人に廊下で排尿されたら、介護者はつい文句を言いたくなります。でも、そこで、その場所を指さして「ハッハッハッハッ」と笑い飛ばして済ます。こうして、「なんでこんなところでおしっこするの!!」と怒るのをやめます。こうすれば、介護者のストレスが減ります。一人ストレス撃退法です。

人間、つい怒りたくなるものですが、怒りというネガティブ感情は、本人・介護者両方の脳に悪影響をもたらします。血圧が上がるなど身体にも悪影響があります。怒っても得なことなど何もないのです。ですから、怒りを笑いにすり替えて収める「指さし笑い」は、脳によい方法なのです。

ストレス対処法では、カーッとなったら「怒りの発言・行動は6秒待とう」といわれます。6秒待つうちに怒りが収まるわけではありませんが、冷静な対処を選択するゆとりが生まれます。怒りを爆発させて事態が改善することは、まずありませんので。

もう一つ、冷静になる術を紹介します。落語の『寿限無《じゅげむ》』の子どもの名前を呪文として唱えるのです。「寿限無、寿限無、五劫《ごこう》の擦り切れ、海砂利《かいじゃり》水魚《すいぎょ》の、水行末《すいぎょうまつ》、雲行末《うんぎょうまつ》、風来末《ふうらいまつ》、食う寝る処に住む処、……長久《ちょうきゅう》命《めい》の長助《ちょうすけ》」と。呪文を唱えることに集中する

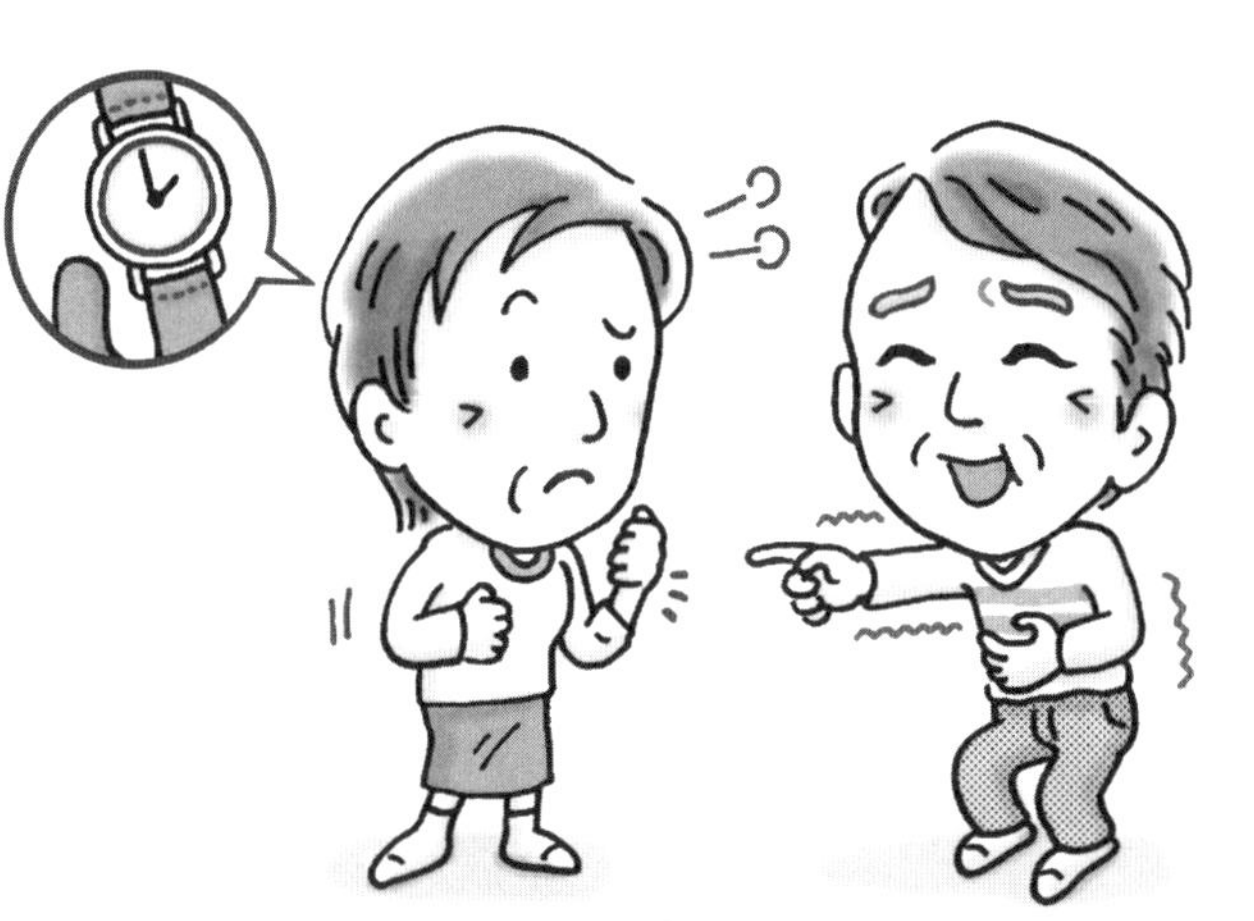

どうしても怒りたくなったら笑おう
「私の腕時計はどこよ！」「アッハッハッハ」

と、唱え終わる頃にはもう平常心です。玄侑宗久《げんゆうそうきゅう》和尚の教えです。＊16

以前、自分がしまい忘れているのに「腕時計はどこへやった！」と認知症の妻が怒るので、介護者の夫もつい怒り声になってしまうという相談を夫から受けたとき、この指さし笑いを提案しました。そして、再診で来たときに効果を聞いてみました。「私が怒りたくなったとき、相手を指さしてアッハッハッハッと笑う。妻はきょとんとしていました。こうすると怒らなくて済むので楽です」とのこと。笑い飛ばすのも一つの方法です。笑いは幸福をもたらします。

笑顔を作るだけでも心によい影響をもたらします（73ページ・75ページ）。介護負担の強い人でしたら、特に寝る前が有効です。鏡の前で笑いヨガを実践しましょう。深呼吸の動作でバンザイをしながら思いきり息を吸い、手を下ろしながら「アッハッハッハッハッ……」と声に出してください。きっと笑顔になります。鏡は笑顔の自動練習機です（74ページを参照）。

ここで一句　**〝笑いヨガ　笑うだけで　福来たる〟**

仲間との交流―認知症カフェ―

認知症施策推進総合戦略（新オレンジプラン／２０１５年１月）における施策として、最近は「認知症カフェ」ができています（２０１９年６月の認知症施策推進大綱でも継続）。名称はオレンジカフェやレモンカフェなどいろいろですが、認知症の本人たちが集まったり、家族が集まったり、地域の人たちが集まったりと、あちこちで様々な方法で運営されています。

認知症の当事者同士で話し合ったり（３０３ページの「本人ミーティングや本人の活躍」を参照）、認知症の人がカフェで給仕の役割を果たしたりするなど、本人が能力を発揮したり安心することを中心としたカフェがあります。

「公益社団法人認知症の人と家族の会」が運営母体となっているカフェでは、どちらかというと、介護家族が家族同士で相談し合ったり、先輩から助言を得ることなどが中心です。

「認知症カフェはどこにあるの？」という人は、近隣の地域包括支援センターに問い合わせてください。所在がわからない場合は、市町村の役所に問い合わせれば教えてもらえます。スマホで調べればすぐにわかります。介護の苦労を一人で抱え込まないで、語り合える仲間をつくることが、長期間続く認知症ケアではとても重要です。例えば、アルツハイマー型認知症では、認知症の発症から亡くなるまでおおむね15年です。この長い期間の介護に向き合うには、仲間が必要です。ポジティブな時間をもつことが大切になります。

レスパイトケアでリフレッシュ

認知症のケアは長期間続きますので、時には介護者も息抜きが必要です。これを「レスパイトケア」といいます。例えば、ショートステイ（1泊2日など）を利用してもらうなどです。認知症の本人は自宅にいたいのに外泊してもらうという点で、本人にとっては好ましいとはいえない側面もありますが、これで家族が休めます。そして、休むことで再び笑顔で本人に向き合えるようになりますので、本人へのメリットになります。こうすれば、本人も家族も共に笑顔を達成できますね。

日帰りのデイサービスやデイケアで本人が楽しく通えるところに結びつけば、介護者が日中に買い物したり、リフレッシュしたりと、レスパイト（小休止）しながら介護を続けられますので、本人にとってもメリットとなります。介護保険サービスをうまく使って介護負担を減らすことは、在宅生活の継続にも役立ちます。

介護保険サービスを使ってのレスパイトケアですが、本人がサービスの受け入れを拒否するとうまくいきませんね。でも、ここが腕の見せどころです。例えば、デイサービスの利用を検討したものの、本人が「あんなボケた人ばかりのところに行くのは嫌だ」と言う場合、「施設にボランティアに行ってもらえませんか？」とお願いします（28ページを参照）。デイサービスも、小規模や大規模、麻雀《マージャン》・陶芸・パン作りなどの作業やアミューズメントが充実しているなどいろいろありますので、本人が行きたくなるところを選びます。介護支援専門員（ケアマネジャー）は自分の所属する法人のサービスを優先する傾向がありますが、本来は利用者優先です。遠慮せず、ケアマネジャーにリクエストしてください。相性が悪ければケアマネジャーを変更することも可能です。

筆者の知り合いが小規模多機能ホームを運営しています。このサービスは、利用登録すると、通い・泊まり・訪問をフレキシブルに組み合わせることができるのが特徴です。この施設長は、利用を拒否する人を施設に通わせる達人です。まずは、本人の家にしばしば立ち寄り、顔なじみの関係になります。そうしたら、昼前に訪問して、「近くで美味しいお昼ご飯が食べられるんですけど、一緒に食べに行きませんか？」と声をかけて昼食に来てもらいます。こうして昼食だけでなく、風呂に入ってもらうなど楽しい体験を重ねていきます。すると、少しずつ施設の環境やスタッフに慣れてきて、頑としてサービスを受け入れなかった人が通えるようになります。小規模多機能ホームは、契約開始から施設の収入になりますので、このようなフレキシブルな対応が可能です。

もう一つ、この施設長の考えで、「お風呂はいつ入ってもいいですよ。好きなときに入ってください」と利用者に伝えていて、「利用者を時間で縛らない」というケアをしています。ですから、入浴拒否が生じません。一般のデイサービスは、利用者が入浴すると加算がとれます（収入が増える）。家族も自宅では大変なので、デイサービスでの入浴を希望します。すると、朝の10時頃から「さあ、お風呂に行きましょう」と声かけが始まり、利用者は無理矢理入浴という段取りになり、これが暴言・暴力に結びつくこともあります（150ページ・166ページを参照）。

ＢＰＳＤへの医療

認知症の診察には時間がかかるので、もの忘れ外来の多くが予約制になっています。都内のある病院では３か月待ちです。その結果、３か月待てる患者ばかりがその外来にやってくることになります。もの忘れが主症状で、介護もあまり困難でないケースが大半を占めるのです。

一方、介護家族を泥棒呼ばわりする「もの盗られ妄想」の人や、一日中家から出て行こうとする人、昼はウトウトしていて夜になると活動する昼夜逆転の人など、専門的医療を本当に必要とするケースは３か月も待っていられません。こういう介護困難事例は、適切な医療とケアに結びつければ、１～２週間で改善する場合が多いです。

筆者は認知症疾患医療センターでもの忘れ外来を週１回担当していますが、その中に「ＢＰＳＤ枠」という30分の特別枠を設けています。センターに電話で寄せられる相談で家族がとても困っていたら、この枠で受診してもらいます。こうして、①１週間以上待たせない、②その日の一番に診るので待ち時間がない、③診断に時間を使うのではなく、家族が困っていることの解決に時間を使う（例えば、夜間に興奮して困るのなら、とりあえず夜間は落ち着くように薬剤調整する）という対応で、家族の困りごとに対処してきました。このBPSD枠で最も多い対応法は、「ドネペジルなどアルツハイマー型認知症治療薬をいったん中止して様子を見る」というものです。興奮や過活動（徘徊など）で困っているケースは、これだけで困難度が減ります。

ある日のこと、介護困難な患者がもの忘れ外来にやってきました。事前に家族から「〝盗った金を返せ〞と言われて介護が大変だ」という情報を得ていたので、診察はほめることから始めました。着ているものについて「素敵な服ですね」、荒れた手には「働き者ですね」、変形した膝には「たくさん働いたのですね」など、ほめ言葉3連発で笑顔を引き出しました。

こうしておくと、「お金を盗られるようなことがありますか？」と質問しても、「最近はなくなりました」と素直に答えてくれます。家族は後ろで「ちょっと違う」という表情をしていますが。

このケースは、「穏やか系」の薬剤（メマンチン）を処方して2週間で症状が改善し、家族が笑顔でやってきました。本人は「今度の先生は笑顔で楽しいから、今日も診てもらいに行く」と言って、笑顔で診察に来てくれました。これこそが役に立つ認知症医療と思います。

アルツハイマー型認知症の根本的治療薬はありません。早期発見しても進行を少し遅らせるだけです。しかし、妄想や徘徊など家族が困る症状は、軽減できることが多いのです。

薬剤を調整し、適切な関わり方や家でのほめ方を家族に伝えて実践してもらう。こうして、困る症状（ＢＰＳＤ）を落ち着かせる。特別枠を設けるなどして、待たせず、短期間に問題を解決する。これが、認知症専門外来の役目であろうと考えます。

ほっとタイム

もの盗られ妄想への理解　医師が陥るのは名医妄想

ある介護付き高齢者住宅に入居しているアルツハイマー型認知症の女性が、もの盗られ妄想で筆者の外来を受診しました。「職員がお金を盗る」と食堂などで言いふらすので、他の入居者たちが不安になっているとのことです。

介護スタッフは、ぬれぎぬを晴らそうと躍起になり、かかりきりで説得しようとしたり、捜し物につき合ったりしています。そして、プライバシー保護から、他の入居者には「この人は認知症」と言えず、認知症専門の別施設に移ってもらおうかと考えていると言います。

そこで、診察室で尋ねてみました。

医師「何か盗られることがあるのですか?」
本人「お金を盗られるのです」
スタッフ「そんなことないですよ。財布をちゃんと確認してください」
本人「あら、入ってるわ! 盗んだ人が返したのかしら」
ほかのことを話して5分も経つと....。
本人「お金を盗られるのです」
スタッフ「(怒り声で)さっき確認したでしょ!」
薬でうまくいくケースもありますが、このケースは薬を調整しても妄想があまり減らないとのことでした。
もし皆さんがこのケースの本人だったとしたら、施設に対してどのような方針を望みますか?
ここでは対応しきれないので、認知症専門の施設に移るか。あるいは、他の入居者に、「盗られたと思ってしまう病気だ」と伝えることで、周囲の了解を得てここで暮らし続けるか。プライバシーや尊厳を守ることと、公表して周囲の温かい理解を得ることは、どうしても相反してしまいます。

難しい問題ですが、筆者は、①認知症は隠すような恥ずかしい病気ではないと認識を改める、②公表して周囲の理解を得て温かく見守る、③困った人という差別をしないで他の利用者と同じように対応する、④盗られて困っているという本人の気持ちに共感する、⑤妄想の根底にある喪失感や寂しさに対するケアを行う、を提案しました。この住宅で暮らし続けるためです。

医師も多くが〝名医妄想〟をもっていると思います。なぜか？　治療でよくなった患者はまた来ますが、よくならなかった患者は来なくなるからです。すると医師は、「来なくなったのは治ったからだろう」と、自分に都合のいいように解釈してしまいます。合理化のメカニズムですね。そして、「自分が治療すると多くの患者が治る」と誤解し、「裸の王様」状態になるのです。

一人ひとりの患者が教科書であり、よいことも悪いことも含めて治療経過を伝えてもらうことは、筆者にとって宝の情報です。医師なおもて妄想をもつ、いわんや認知症の人をや。

「開こう認知症の宝箱18」（２０１３年５月８日配信）より

つらい介護を快護に変えよう―せん妄への対応―

認知症ポジティブを訴える住民向け講演会での出来事です。講演後に質問した人が、介護がつらいと涙ながらに訴えました。「つらいです」と本当に何度も繰り返しました。このように介護で苦しんでいる人を減らしたいというのが、筆者の強い思いです。大きな会場でしたので具体的にどのような理由で苦しんでいるのかは聞けませんでしたが、介護をつらくする要因について考えてみたいと思います。

認知症が急に進み、どのように介護すればよいのかわからないと困惑する家族がいます。ある日突然、夜中に動き回ったりタンスにしまってある衣類を出し入れするなどいつもと違う行動が見られた場合には、認知症が急に進んだのではなく、認知症に意識障害が合併していると考えられます。専門的には、これを「せん妄」といいます。このせん妄の合併が、介護をつらくする要因となっていることが多いのです。

これは夜間に発生することが多いため、夜間せん妄といいます。夜中に目が冴《さ》えて目つきが変わり、問いかけてもまともな返答が得られないような状態で、無目的に動き回ったり、引き出しをいじり続けたり、大声を出したりなど、興奮気味で、制止するとさらに興奮します。このような状態が生じると介護者が疲弊してしまうわけです。

認知症そのものの症状と、認知症に合併する症状とを切り分けて考えると、介護をつらくする要因としてはせん妄がダントツです。しかし、せん妄は、適切な薬剤調整や生活指導でよくなります。認知症は治らないからと諦めるのではなく、認知症にはせん妄が合併しやすいこと、そして、合併するせん妄は治療でよくなることを理解することが大切です。このことをしっかりと頭に入れておけば、介護の負担感はだいぶ和らぐと思います。

まずは認知症の人が感じている不安などの心理的ストレスや痛みなどの身体的ストレスを取り除き、その心に寄り添う理解ある態度を示して、興奮を鎮めるケアを行うことが大切です。興奮して、つじつまの合わない話をしているときも、決して怒らず、本人の言うことを否定せず、笑顔で、じっと耳を傾けて話を聞いていると、だんだんと落ち着いてきます。それでも収まらない場合には、薬物療法を検討していくことになります。

なお、レビー小体型認知症の場合は容易にせん妄状態になりますが、多くの場合は薬が効きます。

ひとくちコラム

急激に悪化したらせん妄を疑う

認知症は意識障害ではなく、覚醒していて、症状はゆっくり進むのが基本です。先に説明したように、認知症の症状が急に悪化したときは、せん妄という意識障害が合併していることが多いです。認知症とせん妄を区別することはとても重要です。せん妄は適切な対応と薬物で改善するからです。

医学では、患者が「覚醒」しているか、話しかけないとウトウトしている「傾眠《けいみん》」か、眠ったままだが痛みを加えたら手足に反応がある「昏睡《こんすい》」か、つねっても無反応で寝たままの「深昏睡《しんこんすい》」かなどと、刺激に対する反応で覚醒水準を評価します。せん妄は、この覚醒水準が軽度に低下し、さらに軽い認知障害を伴った状態です。その症状には、次のようなものがあります。

＊覚醒レベルの低下――ボーッとしていたり、目つきが変わっている（眠そう）。

＊認知機能の軽い障害――注意障害があり、呼びかけたときの反応がいつもと異なって適切でなかったり（生返事）、簡単な命令に応じることができない。

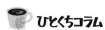

＊睡眠覚醒リズムの乱れ――昼夜が逆転することがある。

せん妄には多くの場合、誘因があります。認知症があると脳がとても脆《もろ》くなっているので、水分不足（脱水）、持続的な便秘、発熱、身体における疼痛《とうつう》や炎症、入院による身体拘束などが引き金となって、容易にせん妄を生じます。このことで、認知症の諸症状が急速に悪化したように見えます。

興奮して活動が活発になり、衣類を出したり入れたりといった無目的な行動を繰り返したり、幻覚や妄想も出てくるような過活動型のせん妄は見つけられやすいのですが、ボーッとしているだけの低活動型のせん妄は見過ごされやすいので注意が必要です。昼は低活動型で夜は過活動型という混合型もあります。

せん妄は、誘因を除去し、適切な薬剤でしっかり眠ると改善します。ぐっすり眠るとせん妄が消失し、翌日は認知レベルが元に戻ります。

易怒性《いどせい》には薬剤調整

認知症の中でも、我慢できない・いきなり怒る（脱抑制）、こだわりがあり同じ行動を繰り返す（常同行動）などの症状を見せる行動障害型前頭側頭型認知症は、介護負担が大きいです。この場合は、行動を抑える薬剤（抗精神病薬）を少量使うことで、行動が少し落ち着きます。

アルツハイマー型認知症で、怒りっぽかったり行動が活発すぎることで介護がつらくなっている場合は、その治療薬が原因になっています。アルツハイマー型認知症治療薬で脳内アセチルコリンを増やすタイプの薬（ドネペジル、アリセプト®など）は、活動を活発化します。薬を1週間中止してみると、薬が原因で怒りっぽいのかどうかがわかります。薬が原因でしたら、半分くらいの量にするとちょうどよいことが多いです。85歳以上でしたら、内服をやめてもよいでしょう。超高齢者ではこの治療薬が有効だというエビデンス（証拠）が乏しいからです。

ところが、かかりつけ医は「この薬はアルツハイマー型認知症の進行を抑える薬なので、飲み続けたほうがよいでしょう」と処方を継続したがる場合があります。製薬メーカーの言いなりです。この薬を飲んでいても認知症は進行します。これは、内服を続けて進行を少し遅らせ「認知症の期間を引き延ばすこと」（医学的効果）と、薬をやめて「穏やかに介護者と仲良く暮らし続けること」（ＱＯＬ向上）のどちらが大切かという価値観の問題です。よって、内服するかどうかは「本人が決める」が基本です。

日本の認知症医療は、本人に薬の作用・副作用をきちんと説明することを怠り、家族の意向で治療を決める傾向があります。認知症が進んで、本人が決められない状態になったら、薬は不要と考えます。日本では、認知症が進んで寝たきりになっても、「ドネペジル（アリセプト®）を切らないでください。中止すると認知症が進むのが心配です」と言う家族がたくさんいて、漫然と使い続けられています。筆者は、ドネペジルは身体の動きや飲み込みを悪くする方向に働くので、寝たきりになったら中止したほうがよいと説明して中止します。

相談窓口

認知症の相談についてです。全国各地に設置されている認知症疾患医療センターのほか、各都道府県に認知症の電話相談窓口があります。年齢が65歳未満の場合は、若年性認知症コールセンター（0800－100－2707）もあります。

認知症のことで困ったら、まずは住んでいる地域の地域包括支援センターに連絡をするのがよいでしょう。ここが窓口となって適切なところにつないでくれます。市町村の事業である認知症初期集中支援チームは、全国の市町村にもれなく配置されています（296ページを参照）。必要があれば、チーム員が訪問して解決にあたってくれます。認知症カフェ（197ページ）も地域に増えつつあります。認知症の本人や介護家族同士が交流し、気晴らしをして元気をもらい、介護のコツを情報交換し、介護負担を減らすことができるでしょう。「公益社団法人認知症の人と家族の会」も相談窓口を設けたり、集いの場を運営しています。親身になって相談に乗ってくれるはずです。

同じような介護の悩みをもっている者同士の会話や介護の先輩からの助言で、介護のコツやストレス軽減策が見えてきます。

介護者のストレスを減らそう

先に紹介したポジティブ日記（191ページ）も有効ですが、介護者本人が、時には周囲に遠慮なく温泉に出かける、美味しいものを食べる、映画を見に行くなど、自己実現する時間をもつことも大切です。もし「介護がつらい」という考えが頭から離れなくなったら、誰かを制止するように腕を前方に伸ばし、手のひらを相手に向けるようにして指を広げ、「ストップ！今は考えない！あとで考えよう！」と声に出してみましょう。すると、言った通りに、ネガティブな考えのグルグル巡りがストップします。これは認知行動療法の手法です。ネガティブ思考はなるべく短時間でストップ、です。単純に「オッケー！」や「イェーイ！」というポジティブなひと言&しぐさでも気分が変わります。

介護者が一人で抱え込まないことが大切で、そのためにも、周囲には家族が認知症であることを公表しておくと、ご近所が助けてくれると思います。「認知症は恥ずかしい病気だ。公表したら本人が傷つく」という考えは偏見です。認知症は高齢者の勲章。そして偏見は、ご近所よりも、本人や介護者がもちやすいものです。ご近所の中には偏見をもつ人も一部いるでしょうが、逆に、理解してくれて、介護に協力してくれる人もたくさんいるはずです。

嫁が舅《しゅうと》や姑《しゅうとめ》の介護を担うというのは、日本をはじめとする東洋的な考え方です。欧米では配偶者や実子が介護を担い、「嫁」が出てきません。「嫁が介護すべき」という固定概念に縛られず、家族やご近所に協力してもらうことが大切です。

介護者は、自分の介護に自信をもちましょう。周囲の非難など気にする必要はありません。世間体など気にする必要はありません。それよりも大切なことは、どうしたら認知症の本人が安寧に過ごせるだろうかと考えることです。介護者がつらくて疲れきっていたら、本人もイライラしたり落ち着かないでしょう。介護者が自分の生き方に自信をもち、必要な介護サービスを受け入れ、周囲の騒音は聞き流すという態度でよいと思います。実際に介護にあたらない人には言わせておけばよい。「〇〇というご意見なのですね」とリフレイジングで受け止めたふりをして相手を落ち着かせ、言われたことはすぐに忘れればよいのです。

まとめです。認知症の介護で大きな負担を感じている場合は、①服薬中止を含めて、必要な医療・適切な医療を行う（残念ながらこれができる医師が少ないのが現状ですが）、②住んでいる地域の地域包括支援センターに相談し、認知症カフェ、家族会、認知症初期集中支援チームなどにつないでもらう、③必要な介護保険サービスを使ってレスパイト、④自分の介護に自信をもち、周囲の雑音は聞き流し、ネガティブ思考をストップする術を身につけるという対応で、介護負担は減るはずです。

ポジティブケア修了試験

では、認知症のポジティブケアの章を終えるにあたり、皆さんの理解度をチェックします。この試験に合格したら、次に進めます。


【問題】

アルツハイマー型認知症が進んだ男性Aさん、85歳です。一服しようと、介護者である奥様が「どうぞ」とお茶と煎餅を出しました。すると、Aさんは煎餅をお茶の中に入れてしまいました。こんなとき、あなたが介護者だったら、どんな対応をしますか?

よく考えて、ポジティブケアの対応を答えてください（答えは次ページ）。

【修了試験の正解】

「何をバカなことを！」と叱ってしまう人は、残念ながら不合格です。

「あら、新しい食べ方ね」「柔らかくて噛みやすいね」と言える人は、合格です。

どうですか？ 合格できましたか？ 不合格の人、もう一度、この章を読み直しましょう。そうすると、物事の二面性に気づく能力がさらにアップしますよ。

もし自分が言われる立場になったら、どちらが嬉しいかを考えてください。そうすると、認知症の本人の視点に立ったケアがわかると思います。慣れれば簡単です。

＊1　認知症介護研究・研修東京センター「2017年度全国生協連グループ社会福祉事業等助成事業〈認知症のポジティブケア普及事業（代表：山口晴保）〉報告書（2018年12月）」認知症介護情報ネットワーク（https://www.dcnet.gr.jp/pdf/download/support/research/center1/308/t_2019_positivecare_zenpen.pdf）

＊2　伊東美緒『認知症の方の想いを探る―認知症症状を関係性から読み解く―』介護労働安定センター（2013）

＊3　藤生大我ほか「BPSD予防をめざした〈BPSD気づき質問票57項目版（BPSD-

NQ57)〉の開発」認知症ケア研究誌 3：24-37 (2019)
＊4　山口晴保ほか「病識低下がＢＰＳＤ増悪・うつ軽減と関連する―認知症疾患医療センターもの忘れ外来３６５例の分析―」認知症ケア研究誌 2：39-50 (2018)
＊5　今井幸充ほか「認知症の行動・心理症状（ＢＰＳＤ）の因果関係とＢＰＳＤ重症度との関連―多重指標モデルによるアプローチ―」老年精神医学雑誌 29 (9)：975-989 (2018)
＊6　マーティン・セリグマン『ポジティブ心理学の挑戦―〝幸福〟から〝持続的幸福〟へ―』ディスカヴァー・トゥエンティワン (2014)
＊7　山口晴保ほか『認知症の正しい理解と包括的医療・ケアのポイント―快一徹！脳活性化リハビリテーションで進行を防ごう―：第３版』協同医書出版社 (2016)
＊8　松田　実「認知症の症候学―人との関係性という視点から―」精神科治療学 29：977-983 (2014)
＊9　高橋幸男「妄想はどんなときに生じるか―ＢＰＳＤの対応を再考する―」精神科治療学 29 (8)：1011-1016 (2014)
＊10　水野　裕『実践パーソン・センタード・ケア―認知症をもつ人たちの支援のために―』ワールドプランニング (2008)
＊11　Boyle PA, et al：Effect of purpose in life on the relation between Alzheimer disease pathologic changes on cognitive function in advanced age. Arch Gen Psychiatry 69 (5)：499-505 (2012)
＊12　Langer EJ, et al：The effects of choice and enhanced personal responsibility for the aged；a field experiment in an institutional setting. J Pers Soc Psychol 34 (2)：191-198 (1976)

＊13　藤生大我ほか「認知症家族介護者がポジティブ日記をつけることの効果」日本認知症ケア学会誌 16（4）：779-790（2018）
＊14　Seligman ME, et al：Positive psychology progress；empirical validation of interventions. Am Psychol 60（5）：410-421（2005）
＊15　高田佳子『ボケないための笑いヨガ』春陽堂書店（2013）
＊16　玄侑宗久『ないがままで生きる』ＳＢクリエイティブ（2016）

第3章

認知症のポジティブ医療

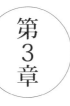

1　早期診断・早期絶望からの脱却

「おめえ、それさっきも言ってたんべぇ。おーかもの忘れするよーんなっちまったら、医者に診てもらえや」

こんなふうに友人に言われると、そういえば最近もの忘れが増えたかな……と心配になります。ところが、心配すること自体が脳によくない影響を及ぼし、認知症を早める可能性があるのです（101ページ）。ですから、心配な人は早めにもの忘れ外来などを受診して安心しましょう。

受診

認知症になると生活管理能力が低下しますので、金銭管理ができない、内服管理ができないなど、実生活で困難が現れます。もの忘れが強くなっても、生活管理に問題がなければ認知症ではありませんが、認知症の前段階の「軽度認知障害（ＭＣＩ）」かもしれません。ＭＣＩは健常と認知症の中間の段階で、もの忘れが強くて健常とはいえないが、生活管理はできているので認知症ではないという状態です。このＭＣＩになった全員が認知症になっていくわけではありません。早い段階で気づき、心を入れ替えてライフスタイルを改善すると、健常に戻る例もたくさんあります（ただし、その先何年も経つと、再びＭＣＩから認知症へ進むかもしれません）。

ところが、困った問題があります。認知症になると、実生活では困ったことが生じているのですが、本人は「困っていない」と他人の前では取り繕うのです。ですから、家族が異変に気づく必要があります。実際、筆者のもの忘れ外来では、もの忘れを心配して自分から来る人はうつやＭＣＩである場合が多く、心配した家族に連れてこられた人の大部分は認知症です。自

表12　認知症初期症状11項目質問票（SED-11Q）

介護者が評価して、以下の11項目のうち3項目以上が該当すれば認知症が疑われ、4項目以上なら強く疑われる。 ＊同じことを何回も話したり、尋ねたりする ＊出来事の前後関係がわからなくなった ＊服装など身の回りに無頓着になった ＊水道栓やドアを閉め忘れたり、後片づけがきちんとできなくなった ＊同時に二つの作業を行うと、一つを忘れる ＊薬を管理してきちんと内服することができなくなった ＊以前はてきぱきできた家事や作業に手間取るようになった ＊計画を立てられなくなった ＊複雑な話を理解できない ＊興味が薄れ、意欲がなくなり、趣味活動などを止めてしまった ＊前よりも怒りっぽくなったり、疑い深くなった 以下の2項目は一つでもあてはまれば受診する。 ＊被害妄想（お金を取られる）がありますか ＊幻視（ないものが見える）がありますか

用紙は山口晴保研究室ホームページ（http://yamaguchi-lab.net/）よりダウンロード可能。

分からは受診したがらないのが、認知症の人の特徴です。
表12は筆者が作った、認知症の気づきに有効な質問票です。本人の日常生活をよく見ている家族が評価して、4項目以上にチェックがつけば認知症が強く疑われます。また、妄想（「盗られた」と言うなど）や幻視（実際にはないものが見える）が一つでもあれば受診を勧めます。家族がチェックして受診の目安に活用してください。本人がチェックしても、認知症を見つけられませんので。

認知症が疑われるが本人が受診したがらない

「おめえのもの忘れ、なっからひでえぜ（相当ひどいよ）」
「何言ってらい、おらほのもの忘れなんか、おめえといっしょだんべぇ」

認知症になると、なかなか大胆になります。もの忘れが強くなっても、そのことを忘れてしまい、自覚が乏しくなること（病識低下）が認知症の特徴です（130ページを参照）。ですから、家族が受診を勧めても、頑《かたく》なに拒むようになります。

そんなとき、「健康診断に」とか、旦那さんが認知症疑いの場合には「奥さんの付き添いで」などとだまして受診させる手が使われるのですが、これはそのあとがうまくいきません。だまされて受診して「あなたは認知症です」と伝えられたら、立腹し、二度と受診してくれないのです。それよりも、例えば娘さんが「お父さんのことが心配で心配で夜も眠れないの。お願いだから、私のために一度診てもらって。認知症ではないってわかれば、私も安心するから。ねえ、お願い」と懇願するなど、泣き落とし作戦のほうがうまくいくでしょう。

ここで一句　**〝受診には　だまし討ちより　泣き落とし〟**

認知症の診断

認知症は「生活障害」を引き起こします。初期には服薬管理、金銭管理などが独力でできなくなります。そうした生活障害の状態から、認知症であるかどうか、また、認知症であればどの段階にあるのかが診断されます。

実際に診断を下すのは医師ですが、ここで、もの忘れが見られるAさん、Bさん、Cさんを例に、それぞれがアルツハイマー型認知症かどうかを考えていくことで、認知症の診断について理解を深めましょう。

◎Aさんは、もの忘れがありますが、その自覚があり、いつでもメモできるように手帳を持ち歩いて対策しているので、日常生活にはまったく支障がありません。

⇩おそらく健常ですね。

◎Bさんは、もの忘れがあり、それについての自覚もありますが、最近もの忘れがひどくなってきて、約束を忘れたり、同じ話を繰り返します。しかし、金銭管理や服薬管理は独力でできています。

⇩健常とアルツハイマー型認知症の中間段階である軽度認知障害（ＭＣＩ）と思われます。生活管理能力が保たれているので、認知症ではありません。

◎Cさんは、薬を飲み忘れますが、家族が薬を用意しようとすると「自分でできるから大丈夫」と言い張って支援を拒否します。

⇩おそらくアルツハイマー型認知症ですね。記憶障害という認知機能低下に伴って内服管理に支障が生じていますので、認知症と診断されます。さらに、「自分できるから」と言い張る点が、病識低下（自覚に乏しい）というアルツハイマー型認知症の特徴を表しています。

このように、家族など身近な人が認知症かどうかを考えるときは、①認知機能が低下しているか、②生活管理に支障があるか、という二つの点を評価し、共に「はい」であれば、③その状態が変動せずに何日も続くかを観察し、その答えも「はい」であれば、認知症が強く疑われると考えてよいでしょう。医師が診断するときにも同じ流れになります。

医療機関を受診すると、認知テストで認知機能低下を確認し、ＭＲＩなどの画像検査で脳の形態変化を明らかにして、認知症の診断が確定します。しかし、そこで終わりではありません。どんな原因で認知症が生じているのかを検討し、レビー小体型認知症、前頭側頭型認知症などの診断をつけるのが認知症の医療です。

ひとくちコラム

認知症が治った⁉

「認知症が心配」と筆者のもの忘れ外来を受診する人の中で、もの忘れがよくなる人がいます。そんな例をいくつか紹介します。

Ｄさんは、もの忘れが心配で受診し、認知テストはアルツハイマー型認知症の初期の点数でした。本人がもの忘れに対してとても強い不安を抱いていたことから、うつの評価尺度で調べたところ高得点で、うつの合併が疑われました。そこで、抗うつ剤を内服してもらうことにして、運動を指導し、よくなる可能性があることを伝えました。すると3か月後には、うつの評価尺度の点数が下がり（うつ軽減）、認知機能が向上して、認知症の状態から脱却しました。

こうしたうつに伴う記憶障害を「偽《ぎ》性《せい》認知症」といい、本当の認知症と区別していきます。不安やうつの強い人は、そこを改善すると記憶障害がよくなる可能性があります。１０１ページでふれたように、心配すること自体が脳の海馬にダメージを与えます。そして、うつがあると海馬が萎縮することがわかっています。もの忘れを心配しているよりは、受診したほうがずっといいですね。

Ｅさんは、もの忘れが強くなったと家族が心配して、もの忘れ外来に連れてこられました。内服薬を詳しく調べると、かかりつけ医から眠剤（ニトラゼパム、ベンザリン®）が出ていました。この眠剤ですが、内服後の血中濃度が半分に減るのにかかる時間（半減期）が一日を超えます。1回内服すると一日経ってようやく半分、二日後に4分の1です。こんな眠剤を毎日内服していると、薬が体内にだんだんと蓄積し、昼間も薬の効果が続いてボーッとしたり、記憶が悪くなったりします。そこで、この眠剤を作用時間が適度なもの（半減期4時間）に変えたところ、認知機能がよくなり、認知症の状態から脱却しました。

以上のように、うつや不適切な薬剤使用が原因で認知機能が悪化している場合は、適切な対応により認知機能が回復するので、これらを見逃さないように早期受診が大切です。

また、早期に受診することで、喫煙や大量飲酒、運動不足など、認知機能に悪影響を与えるライフスタイルや、高血圧、糖尿病など認知症の進行を早める要因が見つかれば、これらに対して早めの対応が可能となり、進行を遅らせることができます。

ある日のこと、マスクを外さない患者さんがもの忘れ外来に来ました。その理由は、慢性閉塞性肺疾患（ＣＯＰＤ）で咳が出るから、でした。この人はタバコを吸い続けていて、糖尿病もあり、脳ＭＲＩでは小さな脳梗塞が五つ見つかりました。そこで、まずタバコをやめて、室内でのエクササイズを勧めました。病気の診断だけでなく、ライフスタイルへのアドバイスも医師の重要な仕事ですね。

早期診断は自己対応への道

読者の皆さんは「あなたはアルツハイマー型認知症です。早く見つかってよかったですね」と言われたら、嬉しいですか？　がんの場合は早期発見で完治する確率が高まりますので、早いほど嬉しいですね。しかし、根本的治療薬が開発されていないアルツハイマー型認知症は、早期に発見されても治りません。進行を多少遅らせることはできますが。よって、「〇〇型認知症です」と病名を告げられたとき、喜ぶ人はいません。

早期診断は、そのあとに適切な医療・ケアがあってこそ、意味があります。欧米では、①自分で必要な医療やケアを手配する、②自分で家族に説明する、③(10〜15年で死に至ると医師から告げられて)自分で将来設計をするなど、本人が主体的に動くための早期診断だ、とされています(詳しくは238ページ)。一方、我が国では、認知症と診断されたら「自分では判断できない人」とみなされ、家族や周りの人たちが本人に代わって取り仕切ろうとします。それゆえ、本人の意向は反映されにくく、自己決定権を奪われ、家族の負担は増えます。

家族が「本人のケアをやり遂げたい」と思う点は日本人のよさでもあるのですが、それがいきすぎると本人の自主性や尊厳を損ねてしまいます。認知症になっても「自分で決める」が基本ですし、そのための早期診断でもあります。早期に診断されることで、判断力があるうちに自分の将来のこと、財産のことなど、家族や友人と話し合って決めておけますし、事前指示書(246ページ)など必要な書類をそろえておくことができます。

認知症が進行すると、自分では判断できなくなる時期がやってきます。最期にどのような医療を受けるかなど、本人の意思ではなく家族の意向で決められてしまいます。ですので、判断力が保たれているうちに「事前指示書」を書きましょう。

ここで一句　**〝認知症　早期診断　自己対応〃**

ポジティブな診断・告知

筆者は、もの忘れ外来で多くの患者の診断に携わっています。最近は、認知テストの結果や脳画像を正直に本人に説明した上で、こんなふうに診断を伝えています。

「時計の図は上手に描けましたね。時計を上手に描ける方は生活力が高いんです（できたところをほめることから開始）。残念ながら、今日のテスト結果は合格点に少し足りませんでした（少しずつ知らせる）。30点満点で21点以上が合格ですが、17点でした。今日は体調が悪かったのかもしれませんが、点数だけから見ると、認知症の点数でした（医師の診断ではなく点数のせいにする）」。

「飲んでいる薬の影響があったり、うつで落ち込んでいたりすると点数が下がることもあるので、きちんと検討しないと認知症とは断言できませんが、この点数からは認知症が疑われます。お金の管理や薬をきちんと飲めているかといった生活管理の状況をご家族に記入してもらったのですが、これを見ると、生活管理能力が少し低下してきているので、認知症の特徴が現れています（日々の生活面から認知症らしさを伝える）」。

「それから、脳の画像を見ると、記憶に関係する海馬が少し小さくなっていますね（証拠を伝える）。頭頂葉も少し小さくなっています。お酒をたくさん飲んだり、たばこをたくさん吸われる方も小さくなりますので、これだけで認知症とはいえませんが、アルツハイマー型認知症の特徴が出ていますね。脳梗塞などはありませんでした。以上のことから全体的に考えると、アルツハイマー型認知症と思われます（ようやく診断を伝える）」。

このような診断・告知の前に、本人がもの忘れを自覚しているかどうかを聞いておきます。また、生活管理状況に関する質問（222ページの表12に示したSED-11Qなど）に、本人と家族の両方に同時に答えてもらうことで、本人の自覚の程度を調べておきます。アルツハイマー型認知症では、本人の自覚が乏しくなること（病識低下）が特徴です。本人にもの忘れの自覚がない場合や、生活管理能力低下の自覚がほとんどない場合は、先ほどのような告知をすると、受け入れられずに立腹することがありますので、本人がもの忘れや生活の失敗をどのくらい自覚しているのかを評価してから、どこまで伝えて大丈夫かを考えて告知します。

筆者のもの忘れ外来の場合は、かかりつけ医からの紹介患者が多いので、1回限りの診察になります。今後ずっと診察に携わる患者でしたら、いきなり告知せずに信頼関係が生まれてから徐々に知らせればよいのですが、一度きりなので、どこまで伝えるか本人や家族の顔色をうかがいながら、臨機応変に話を進めます。

本人への告知の続きです。

「アルツハイマー型認知症の特徴はもの忘れをすることです。ところが、ご本人にはその自覚が乏しいことも特徴なんです。なので、ご家族から忘れたことを指摘されると、腹が立ちますよね。自分では忘れていないことや、失敗したつもりのないことを指摘されるのですから」。

次いで、本人の前で、介護者のほうを向いて話します。

「ですから、ご本人が忘れていることや失敗したことをあまり指摘しないでくださいね。誰でも身に覚えのないことを指摘されればつらいし、腹が立ちますよね。ここは、もの忘れをしないご家族のほうが接し方を変えるしかないんです。ご本人は認知症ですから、変わりたくても変われませんので。ご家族がぐっとこらえて、やさしく接してくださいね」。

頷《うなず》きながら横で聞いている本人は、自分が認知症だと言われているにもかかわらず、このやりとりを受け入れて「この先生は自分の味方だ」と思ってくれます。

筆者は、こうして周囲の接し方が変わることで、本人の笑顔が増え、介護家族も笑顔が増えることをアウトカム（目標）にして、もの忘れ外来を行っています。

告知されて落ち込んでいる患者には、「（認知症が）早く見つかってよかったですね」と笑顔で伝え、次のように話します。

「認知症と診断したのは、あなたの認知機能の衰えを指摘するためではなくて、早期診断したからこそ、これからよいことがたくさんあるのだと伝えたいからです。アルツハイマー型認知症が進行した方は、自分では生活管理できないという自覚がだんだん乏しくなって、財産の管理や内服する薬の管理を自分でできると言い張って、支援を拒否します。そうすると、ご自宅で生活を続けることが難しくなってしまいます。詐欺などの被害に遭う方も多いですよ」。

「でも、今なら判断力が十分に残っていますす

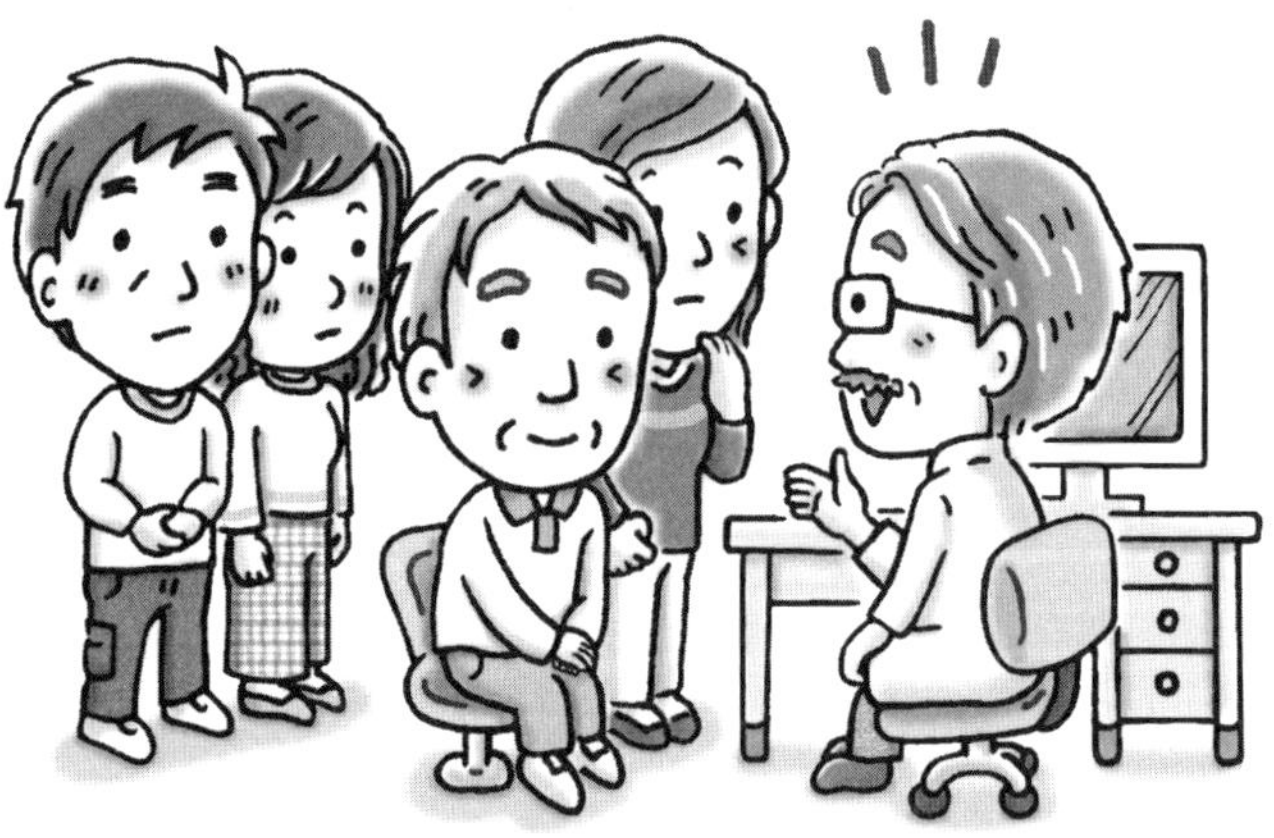

ポジティブに生きるための告知

ので、財産をどう処分するか、通帳の管理を誰に任せるかなど、ご家族と相談しましょう。それと、いよいよ最期になったときにどんな医療を望むのか、例えば、経管栄養を望むのかとか、自分で判断できなくなったら代理として誰に判断してもらうのかなど、今のうちに話し合っておくとよいですよ。どれも早くに見つかったからこそ、できることです。よかったですね」。

このほかにも、「今のうちに楽しいことをたくさんしてください」「海外旅行にも行けますよ」「趣味などで人とたくさん交流するのが脳にいいですよ」「進行を遅くするには運動が一番です」などなど、ポジティブな内容を伝えます。限られた時間では伝えきれないので、１枚にまとめたライフスタイル指南書を渡します。また、家族に関わり方のコツを理解してもらうために、ケアのコツを記した家族向けパンフレットを渡します（前橋市認知症初期集中支援チームが配付する『家庭介護ガイドブック』／前橋市ホームページよりダウンロード可能）。そして、さらに介護者支援が必要であれば、一緒に働いている認知症専門看護師に引き継いで、家族指導をお願いします。介護保険サービスや地域の介護予防事業などを希望する人には、一緒に働いている精神保健福祉士が説明します。

こうして、チームでもの忘れ外来を行い、時間はかかりますがワンストップ（一度の受診）

で、診断から、告知、介護のコツの家族指導、介護保険サービスの説明までをセットで実施しています。読者の皆さんに、「こんな外来でポジティブな指導を受けられるのなら、認知症になっても安心だ」と思ってもらえれば、本望です。

ひとくちコラム

障害受容が大切

「障害受容」という言葉があります。障害をもっても、それを受け入れて生きようとする気持ちをもつことです。筆者はリハビリテーション専門医ですが、脳卒中などのリハを見ていると、本人が「生じたことをくよくよしてもしょうがない」と障害を受け入れ、「リハで生活をよくしたい」という前向きな気持ちをもつことが、リハの効果を高め、回復を早めると感じています。

ここで、若年性認知症の例[*1]を示します。どちらの人のほうが自分の病気を受け入れているでしょうか？

◎Aさん――「去年あたりまでは本を読めませんでした。読んでいるうちから忘れている。それが嫌だった。最近は寝る前に30分くらい読んでいます。忘れちゃいけないと思って読むときついけど、〝読んでいる瞬間、楽しければいいや〟と思えるようになった」とのこと。「本を読めるのはすごく嬉しい」と言います。

◎Bさん――「認知症を治したい、進行させない」と、ヨガ、水泳、カラオケ、たくさんのサプリと、すべてそのためにやっています。主婦業は完璧にこなし、友だちと会い、旅行もして、忙しすぎて睡眠は一日に3時間しかとれません。「納得できないままやっている。どれもこれも楽しくない」「削れるものは一つもない」と頑張っています。

Aさんは自分の病気を受け入れて、楽しく生活できるようになりました。一方、Bさんは病気を受け入れることができず、進行を防ごうとつらい生活を送っています。その上、一日に3時間しか寝ないということで、アルツハイマー型認知症の脳病変が進行する可能性が高いです。つらい上に進行が早まったら、望んでいる生活とは真逆ですね。

早期診断・早期絶望ではない

認知症はなるべく早く見つけて、早く対応しようというのが時代の流れですが、診断された本人からは「早期診断は、早期絶望だ」という声が上がります。これ、日本人的な反応です。ここで質問。右記傍点部の「早く対応しよう」の主語は誰ですか？　日本では、家族、介護者、医療職などが挙がると思います。しかし、欧米では、認知症と診断された「本人」が主語です。国際アルツハイマー病協会のホームページには、診断を受けた本人が行うべきことが表13[*2]のように掲げられています。

自己決定を重要視する欧米では、認知症と診断を受けた本人が自分の意思で行動し、対処することが求められています。そして、そのためにこそ「早期診断とその結果の本人への告知が必要」という考え方です。

筆者のもの忘れ外来では、以前は鑑別診断に来た本人には診断結果を伝えないことが多かったのですが、最近では家族と一緒に本人にも診断結果を聞いてもらうことが大多数になっています。認知症への偏見が減り、だんだんと受け入れられる病気になってきていると感じます。

表13　早期診断の重要性

適切な時期に行われる認知症診断であなたができることは ――

＊（あなたが）情報・資源・支援を自分で得る
＊（あなたが）自身の状態の謎を解く（認知症の理解）、偏見を打破する
＊（あなたが）自分のQOLを最大化する
＊治療の利益を受ける
＊（あなたが）将来を考える
＊あなたの人生に何が生じたかを、家族・友人・仲間に説明する

診断結果を本人に伝えないほうがよいと思われるのは、重度まで進行している場合と病識がほとんどない場合です。後者では、本人に認知症と伝えると、家に帰ってから「なんであんなところに連れていった！」と介護者が暴力を受けるリスクがあるからです（こういう嫌なエピソードは忘れないで覚えています）。

基本は、認知症が軽度で判断力が残っているうちに、自分の身に生じたことを受け止め、自分の将来を考えておくこと、そして、事前指示書を書いておくことが大切だと考えます。アルツハイマー型認知症の治療に使われる薬の効果は限定的ですが、薬を飲む・飲まないも、本人が判断するのが基本と考えます。

現在、アルツハイマー型認知症などの根本的治療薬の開発が進められています。脳病変の進行をストップする薬です。このような薬が実現すれば、発症の10年前から内服

（注射）することで、発症を抑えることができます。発症してからでは手遅れで、進行は止められますが、健常には戻りません。今後、根本的治療薬が開発されれば、なるべく早期に、発症前に発見して治療するように、認知症医療がガラッと変わります。しかし、現状では、①軽度認知障害（ＭＣＩ）の段階で早期発見して、エクササイズの実施など進行を遅延するライフスタイルに変更することで発症を先送りにできる、②アルツハイマー型認知症の初期であれば、現在の治療薬で少し進行を遅らせ（易怒性や食欲低下などの副作用には注意が必要）、将来に備えていろいろな自己決定ができる、③重症度にかかわらず介護者への適切な指導が行える、を基本方針として認知症とつき合っていく必要があります。

「自分の人生は自分で決める」というポジティブな思いを実現するためにも、早期診断のメリットを多くの人に理解してもらいたいと思います。

ほっとタイム

手助けなしで独居可能か　安寧に暮らせる南の島々

研究仲間が宮古島で高齢者の介護予防事業を行っています。よい機会と思い、宮古島と沖縄を回ってきました。東京と沖縄の認知症の人を比べると、暴言・暴力や妄想の頻度が東京のほうが高いという研究論文があり、それを確認したかったからです。

認知症になって健常者には理解できない行動をとったとき、都会の息子は「おやじ、何をバカなことやってるんだ！」と指摘したりするのに対し、沖縄では「おやじもぼけてきたか」と受け入れる傾向があるそうです。

しかし、この論文から20年。訪ねた沖縄県では、若者が那覇に流出して、田舎では老老世帯や独居高齢者が増え、認知症になると在宅生活が困難になるケースが増えていました。認知症になっても沖縄なら安寧に暮らせるという神話は、崩れ始めているのでしょうか？　答えは宮古島にありました。宮古島で地域の高齢者を対象に行われている、歯磨きや唾液腺マッサージ、舌の運動などの口腔《こうくう》ケアによる認知機能向上事業に参加しました。

簡単な認知機能評価として使われているミニメンタルステート検査（ＭＭＳＥ）という30点満点の検査があり、23点以下が認知症の疑いという基準になっています。大都会では、マンションの住民から「ゴミ出しルールを守れない」などと苦情が出て、27点でも認知症と診断される人がいます。一方、宮古島では、20点程度でも独居が可能で、配偶者がいれば16点くらいでも普通の生活をしている人がいて、あえて認知症という診断を下すほどではないケースが多かったです。認知機能が低下しても、地域の支えがあれば安心して暮らし続けることができるのです。

生活状況について、アンケートによる聞き取りも行いました。楽しい日の頻度を尋ねる質問には「毎日さー」と返ってきます。回答は「毎日」「ほぼ毎日」などの5段階評価で求めていますが、「どれかな?」と迷う様子はなく、どの質問にも「毎日さー」と即答です。細かいことは気にせず、気楽に生活する気質を感じました。

客観的に調べれば認知機能が低下していても、主観的には「問題ないさー」で安寧に暮らしていける宝島が残っていました。

「開こう認知症の宝箱11」(2013年3月19日配信)より

2　ポジティブな終末期医療

認知症終末期もポジティブに

いずれ誰もが寿命を迎えることを考えれば、ポジティブな話題にふれるばかりでは片手落ちですので、ネガティブにとらえられがちな認知症の終末（期）医療にもふれます。でも、土日《週末》だけやっている病院の話ではありませんよ。

残念ながら、アルツハイマー型認知症をはじめとする認知症の大部分は徐々に進行して、15年ほどの経過で死に至ります。アルツハイマー型認知症自体は死因にならないと考えている人が多いのですが、終末期にはアルツハイマー型認知症が原因で手足が動かなくなり、飲み込みができなくなるので、最終的には誤嚥《ごえん》性肺炎などで死亡します。食事を口から食べられなくなると、胃に穴を開けて管を入れて栄養補給する胃ろう（ＰＥＧ）が設置されますが、唾液を飲み込めないので、唾液を誤嚥して肺炎になります。また、ＰＥＧを通して胃に注入した栄養液が食道から口に逆流して誤嚥すると、やはり肺炎になります。死亡診断書には肺炎と書いてあっても、本当の死因はアルツハイマー型認知症です。したがって、いよいよアルツハイマー型認知症の終末期（寝たきりで発語もない）になったら、経管栄養を行っても行わなくても亡くなります（ただし、血管性認知症などでは経管栄養が必要な場合もあります）。

アルツハイマー型認知症終末期の胃ろう（ＰＥＧ）は日本でしばしば行われますが、これは医学的には無益だという論文が出ています。アルツハイマー型認知症は、最終段階まで進行したら死を免れない病気です。アルツハイマー型認知症の終末期に経管栄養をすると本人の苦しみは増えますので、フランスでは「虐待」という認識です。ですから、本人が苦痛なく安らかに最期を迎えたいと思っているのか、それとも一日でも長く生きたいと思っているのか、本人の意思を尊重することが重要です。

日本では家族が経管栄養を希望することが多いのですが、その家族に「もしあなたがこういう状態になったらどうしたいですか？」と質問すると、多くの人が「経管栄養は嫌だ」と言います。自分にはされたくないことを親にするのが日本人的です。こんなふうに言うとなんだか意地悪に聞こえますが、ほとんどの人は仕方なく選択しているのだと思います。寿命が縮まる選択を代理でするのは誰でも嫌ですし、無理解な親戚から「人殺し」「親不孝」なんて言われたらつらいですよね。

そんな文化的背景があるからこそ、子どもや親戚のためにも事前指示書が重要なのです。長生きしたい人、いずれは認知症が待っています。今から事前指示書（２４６ページ）を書いておきましょう。最期に自分がどういう医療・介護を受けたいか、そして、最終的な判断を誰に委ねるかを書いておく書類です。

多くの人が死に恐怖を感じるようですが、アルツハイマー型認知症が重度まで進行すると、時間軸が崩壊してその時その時を生きるようになるので、死への恐怖は薄れるようです。そもそも、死後の世界はとてもよいところのようです。だって、みんなあっちへ行ったきりで、誰も戻ってきませんから……。

人間の死亡率は１００％です。年齢が平均寿命を超えたら、死をネガティブにとらえるのではなく、いずれはやってくる死をどう迎えるか、前向きにとらえたほうがよいと思います。

ここで一句　**〝終末期　事前指示書で　安寧に〟**

最期まで自分らしく

認知症が進行して意思表示できなくなると、多くの場合、家族が終末期医療をどうするか判断します。このとき、本人の希望を重視するよりも、家族の希望が重視される可能性が高いのです。例えば、本人の年金が家族の重要な収入源となっている場合などは、一日でも長生きしてほしい、とことん延命のための医療をやってほしいと家族が望むでしょう。一方、介護が大変だと思っている家族は一日でも早く終わらせたいと思っているかもしれません。いずれも本人の意思が尊重されていないところが問題です。

では、どうしたらよいのか？ 答えは事前指示書です。そこに、人生の最期にどのような医療ケアを受けたいか（望まない医療処置・望む医療処置）について自分の意思（リビングウイル）を記し、自分で判断できなくなったら誰に判断してほしいかという医療に関する代理判断者を指名します。

「リビングウイル」については、次の①〜③から一つを選択します。

①苦痛緩和を最優先とする医療処置——苦痛を取り除く医療処置は希望するが、苦痛をも

たらす医療処置は希望しない。口から飲んだり食べたりは希望するが、経管栄養などの人工栄養は希望しない。救急隊も呼ばないでほしい。

②非侵襲的医療処置――①に加えて、経管栄養や点滴を希望する。救急隊は呼んでほしいが、気管内挿管はしないでほしい。

③侵襲的医療も含む医療処置――人工呼吸器などを含めて、できることはすべてやってほしい。

「代理判断者の指名」については、将来自分で判断ができなくなったときに、医療に関して誰に判断してもらうかを事前に指名しておきます。指名するだけではなく、自分の考え方を伝えておくことが大切です。最も大切なことは、本人の考え方です。それを家族なり友人なり指名した代理判断者に伝え、自分が判断できなくなったときに備えておくことがとても重要です。

「事前指示書はどこにあるの？」という人は、エンディングノートなどをインターネットで調べるか、近くの地域包括支援センターに相談ください。

認知症の早期診断は、事前指示書を書くためでもあります。

ほっとタイム

むせはしゃべることとの代償　死の恐怖から人を救う病気

筆者自身、唾液を誤嚥（食道に入るべき食べ物などが誤って喉頭〜気管に入ってしまうこと）して、真っ赤な顔で涙を流してせき込むことが時々あります。ふとした拍子に起こるのですが、若いときはなかったので、「年のせいか（成果）」と感じています。

この誤嚥は、認知症の終末期で大きな問題となります。食べ物や唾液を誤嚥すると肺炎を引き起こすからです。認知症の最期は、多くがこの誤嚥性肺炎で迎えます。認知症は死因にはならないと一般的に考えられていますが、誤嚥から肺炎を引き起こして死に至る原因は認知症です。立派な死因なのですが、日本の医師は死亡診断書に死因として認知症とは書かない風習があります。

この誤嚥性肺炎は、人間が獲得した「言葉をしゃべる機能」と密接に関係しています。赤ちゃんは鼻で呼吸しながら母乳を飲み込むことができます。鼻から喉頭に入る空気の通り道が、口から食道に入る食べ物の通り道と立体交差しているのです。

しかし、発育とともに喉頭（声帯などがある部分）の位置が下がり、言葉を発することができるようになります。すると、空気と食べ物が同じところを通るようになり、立体交差ではなくなります。言葉をしゃべるときは息を口から出すからです。そして、認知症によって脳のコントロール機能が失われていくと、口〜喉頭の動きが悪くなって、誤嚥が生じるのです。

認知症の終末期に、薬剤やリハビリテーションで嚥下《えんげ》機能を高めたり、飲み込みやすい食物形態で口から食べられるようにしたりする努力は必要です。しかし、アルツハイマー型認知症の終末期に嚥下機能が低下して誤嚥性肺炎で亡くなることは、人間が言語という素晴らしい機能を手に入れた代償でしょう。

アルツハイマー型認知症の終末期に口から食べられなくなったとき、胃に穴を開けてまで食べ物を注入して延命することを望むのかどうか、元気なうちから意思表示をしておきましょう。認知症の終末期には手足も動かず寝たきりで、言葉はしゃべれず、意思表示ができない状態になっています。

人生観は人それぞれ。だからこそ、元気なうちから「終末期にどこまでしてほしいのか」を伝えておく「事前指示」が望まれます。医療に任せると、無益な延命処置がとられることが多いからです。

人間には死が必ずやってきます。もし筆者が認知症になったら、「認知症は死への恐怖から人を救ってくれる病気だ」と受け入れて、「穏やかな死を迎えたい」と願っています。長生きしてこそ認知症になれるのですから、前向きに生きましょう。認知症なおもて宝物也。

「開こう🗝認知症の宝箱８」（２０１３年２月27日配信）より

3　認知症になっても尊厳が守られる医療

認知症の人が縛られる

施設に入所しているアルツハイマー型認知症で重度の人が肺炎になり、入院しました。点滴が必要ですが、本人はそのことを理解できません。すると点滴を抜きます。針を刺されて痛いから、抜いて当然です。抜くと看護師がやってきて、針を抜けないように両手をベッド柵に縛りつけます。点滴をして膀胱《ぼうこう》がいっぱいになって起き上がろうとすると、看護師がやってきて体幹抑制（腰を縛る）。これで十字架の刑です。そして、大声を出せば鎮静剤が注射されるでしょう。

残念ながら、このような対応が多くの急性期病院で行われています。身体拘束をいっさいしない病院もありますが、現状ではごく一部です。では、どう対処したらいいのでしょうか？

安易に入院しないという選択肢が一つです。肺炎だったら抗生物質の内服だけ、というのがスウェーデン流です。外来を受診して抗生物質の注射をしてもらい、家・施設に帰るのもよいでしょう。骨折で入院が必要な場合は、極力短期間で痛みをとる対応にします。回復期リハビリテーション病棟ですら、リハ以外の時間帯は身体拘束という病院があるのが実態です。

医療倫理の観点からは深い問題なので、本人が医療を受ける権利と入院による侵襲を秤《はかり》にかけなくてはなりません。筆者の感覚ですが、日本は医療を重視する傾向を感じます。肺炎なら治さなければいけない、骨折なら手術してリハが必要、などです。その背景には、アルツハイマー型認知症が死因となるという理解が欠けているように思います。「アルツハイマー型認知症では死なない、肺炎で死ぬ、だから肺炎の治療は必要」という考え方です。ところが本当は、アルツハイマー型認知症で亡くなります（終末期の話ですが）。脳病変が多量に出現する終末期では嚥下機能が失われていきます。アルツハイマー型認知症が原因で誤嚥して肺炎になる。だから、肺炎を治療しても、また肺炎になって苦しみます。こうしたことから、アルツハイマー型認知症の終末期なら肺炎を治療しないという選択肢もありますよと、日本呼吸器学会の「成人肺炎診療ガイドライン２０１７」に示されました。終末期には肺炎を治療しないほうが、生命予後が短くなっても本人の生活の質（ＱＯＬ）は高いということが論文で示されているからです。

ひとくちコラム

身体拘束ゼロの急性期病院

筆者が関係している群馬県沼田市の医療法人大誠会・内田病院は、身体拘束をしないで急性期医療を行っている数少ない病院の一つです。理事長の田中志《ゆき》子《こ》医師は、半身を動かなくする装具を身につけて車椅子に縛られるという拘束体験をしています。そして、田中医師の高い理念のもとで、それを実現するためのノウハウを積み上げてきました。

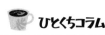

一例を挙げると、点滴の必要性を理解できない認知症の人は点滴を抜こうとするので、多くの病院では手を縛っておこうという対応になります。しかし、この病院では、点滴の管が見えないように服の下を通し、目にふれないところに点滴バッグをつるします。その上で、例えば、本人のかつての趣味が裁縫で、キレイな布地が好きだったとわかれば、目の前にキラキラするひも状の布を垂らしておきます（図18）。するとそちらに注意が向き、手で布をいじって

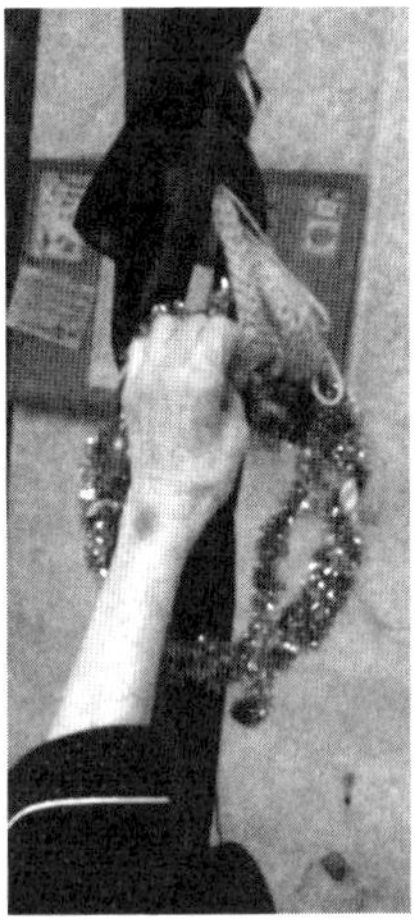

図１８　身体拘束を行わない医療
患者の興味を引くものを天井から下げるなどして点滴から注意をそらす。

いると点滴から注意がそれて、手を縛らずに点滴完了です。

このような数々の工夫で、身体拘束をしなくても医療ができます。このスキルを全国に普及しようと、病院のスタッフと筆者が一緒にマニュアル作りを進め、山口晴保・田中志子・監修『身体拘束ゼロの認知症医療・ケア』（照林社／2020）としてまとめました。

精神科病院への入院を減らそう

ある精神科の病院を見学したことがありますが、立ち上がると危険ということで、多くの認知症高齢者が車椅子に安全ベルトで縛られていました。安全ベルトというと聞こえがいいのですが、身体拘束以外のなにものでもありません。精神科病床では、医師が必要と判断して指示を出すと、身体拘束が合法的に行われます。「人は縛られない、自由を拘束されない」ことは日本国憲法で保障された基本的人権ですが、精神科病院ではこの基本的人権が剝奪されます。興奮など精神疾患そのもので身体拘束が必要なら納得できるのですが、「立ち上がると危険」

という理由で身体拘束するのは納得できません。このような拘束が、身体機能の低下だけでなく、無気力を生み出すからです。

このような理由から、筆者が認知症になっても精神科病院だけは入れないでほしいと、家族にお願いしてあります。

実は、日本精神科病院協会は、日本精神科病院政治連盟という団体を通して数々の政治家へ献金しています。こうした合法的な政治活動により強い政治力を発揮することが、私立の病院が多い日本で精神科病床数がなかなか減らない要因の一つと筆者は考えています。

そして、精神科病床数が多いとバキューム効果を発揮します。ベッドが空くので患者を入れます。一方で、認知症で困っている家族が本人を入院させることを希望します。こうして、認知症で精神科に入院している人が約５万人になっています。１９９６年から２０１４年までに精神科病院を退院した１万３８２３名の認知症患者の平均在院日数は５４２日（退院の18％は死亡退院）と、世界に恥ずべき状態となっています。[*3]

精神科病床は必要です。認知症の行動・心理症状（ＢＰＳＤ）で自傷・他害行為があるときなどは緊急入院が必要です。でもそれは急性期病床への入院で、落ち着いたらすぐに地域に戻すのが本来の姿です。いつまでも入院させておくべきものではありません。統合失調症など、昔は精神科病院への入院が必要だった病気は、外来で治療がうまくいく時代になりました。そうしたら病床を減らせばいいのですが、政治力を発揮して病床数を減らさず、認知症の人を吸引している精神科病院のあり方を検討する余地があると考えます。

イタリアは精神科病院をなくしました。精神疾患は入院で治すのではなく、地域のグループホームで暮らしながら治療するという方針転換で、精神科病院をなくしたのです。米国も慢性期医療を行う精神科病床はごくわずかであり、大部分は急性期医療のための精神科病床で、精神科入院日数は10日程度と期間限定です。日本の精神科病院は世界的には異常な状態で〝治療〟が必要と思います。

日本人は臭いものに蓋をし、調和を大事にする習性をもつことが、この件に影響している印象も受けます。これまでいろいろと精神科病院の問題がスクープされても、結局は「奇異なことをする人を精神科病院に閉じ込めておきたい」という偏見からか、国民から精神科病床を減らそうという声はなかなか上がりません。

精神科病院の中でも、身体拘束をしないで頑張っていたり、積極的にアウトリーチ（訪問診療）している病院など、先進的な病院もたくさんあることを最後にふれておきます。

4　認知症先送りのライフスタイル

「認知症つーのを防《ふせ》ぐんにゃどうすりゃいいんだんべぇ」
「そりゃおめー、世話《せあー》ねーぜ。あんまし長《なげ》生きしなきゃいいんだんべぇ」
「そうだいなー。タバコべぇ吸ってて肺がんになりゃ、認知症になれねえし、酒べぇ呑んでりゃ肝硬変で、認知症になる前《めー》に死んじまわいなぁ」

おっしゃる通りでございます。長生きしないことが、何よりの認知症予防法でございます。元気な１００歳がテレビなどに出てきますが、95歳以上の人の8割は認知症というのが現世なのです（18ページの図1を参照）。５年長生きするごとに、認知症になる確率が倍々に増えていきます。それでも長生きしたいというあなた、いずれは認知症になれるでしょう。ですから、「認知症は長生きの勲章」と前向きにとらえたらよいのです。

具体的な認知症予防の話を始める前に、予防とは「先送り」で、ワクチンのように一生の間発症しないようにする予防法は未だ開発されていないことを理解しておいてください。

運動で神経細胞が増える

認知症予防に一番効果がはっきりしているのは、運動です。「ウン、ドウして？」などと聞かずに運動してください。運動すると、神経細胞が増えて、記憶がよくなるからです。

まずは、運動の効果を示したジョン・J・レイティ氏による『脳を鍛えるには運動しかない！―最新科学でわかった脳細胞の増やし方―』（NHK出版／2009）を紹介します。この本の冒頭に出てくるのは、米国の高校での実践です。この高校では、授業開始前に運動の時間を設けました。そうして授業前に一汗かくようにしたところ、生徒たちの成績が向上しただけでなく、荒れていた教室が穏やかになりました。運動により脳内セロトニン（66ページ）が増えて、心が穏やかになる、姿勢がよくなるなどの効果をもたらすとともに、運動により脳由来神経栄養因子（BDNF）などが増えて、記憶に関係する海馬神経細胞が増殖することや、運動で脳の毛細血管を作って血流を増やす物質が分泌されることなどが認知機能向上に寄与したと考えられます。

神経細胞は一生の間使い続けるというのが世の常識ですが、記憶に関係する海馬の神経細胞は、ちょっと常識から外れていて、少しずつ死んで、少しずつ生まれています。この海馬で新たに生まれた神経細胞を育てる肥やしとなるＢＤＮＦは、運動すると産生が増えることが数々の実験で明らかになっています。筋肉を動かすと、筋肉から放出された物質が脳に働きかけてＢＤＮＦが増え、海馬で神経細胞が育って記憶がよくなる。「風が吹くと桶屋《おけや》が儲《もう》かる」のようなからくりで、運動が認知機能を向上させます。

リズミカルな運動を一日に30分、３か月間以上継続すると、脳内でセロトニンの放出が高まり、満足感や気持ちのよさをもたらします。運動すると、脳にアルツハイマー型認知症の原因物質であるβタンパクが蓄積しにくくなるという研究もあります。この点からも、アルツハイマー型認知症の発症遅延に運動が有効です。

先日、筆者の診ているアルツハイマー型認知症の女性が水泳を始めました。85歳になるのに水泳を始めるなんて素晴らしい。そこで、「どうして水泳の練習を始めたんですか？」と尋ねると、その人は「三途《さんず》の川を泳いで渡るんだ」と答えました。すごいですね。このやりとりを隣で聞いていたお嫁さんが、後日、水泳のコーチに「先生、ターンだけは絶対に教えないでくださいね」とお願いしました。……という小《こ》咄《ばなし》があります。

ここで笑えた人、認知機能が高いので、当分認知症にはなれません。

どんな運動に予防効果が？

皆さんは運動というと、どんなイメージをもつでしょうか？　ジョギング、ジムでランニングマシン、筋トレ……、いろいろな運動がありますね。でも、その多くはエネルギーの無駄遣いです。エネルギーを有効利用する運動の一番は、家の中の「雑巾がけ」です。家の掃除は素

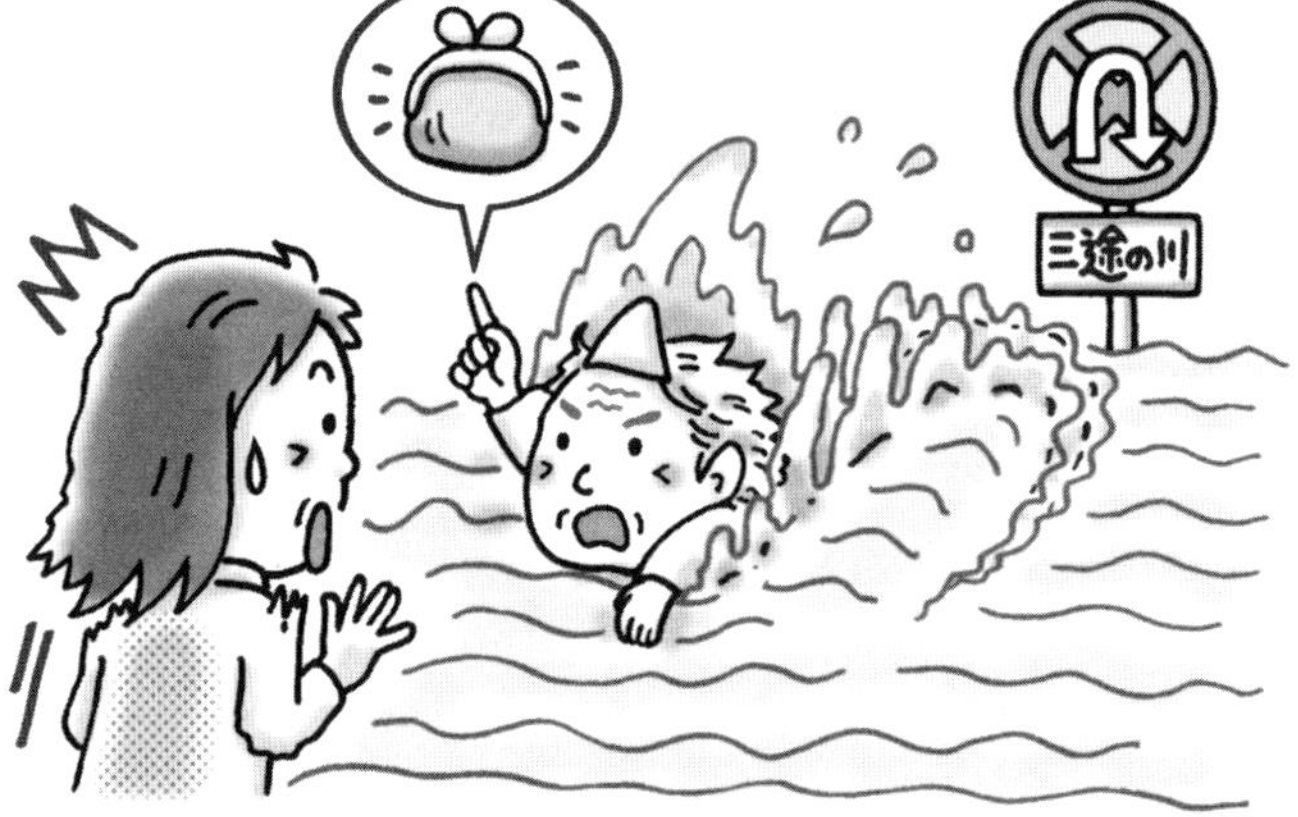

財布を忘れた！

晴らしいエクササイズです。①普段使わない姿勢で、②何度も力を入れて、③一汗かいて、④気分がスカッとして、⑤達成感を味わい、⑥家の中がきれいになり、⑦ウエストが細くなる美ボディ効果というおまけ付きです。運動＋いい気分＋^{2}きれい（部屋も身体もきれい）という、一石三鳥の優れモノです。

運動の持続時間は何分でも効果が出ます。ただし、持久力をつけるには30分以上その筋肉を使うといいようです。筋肉の構造が変わり、酸素をたくさん使って脂肪を燃やす経路が機能アップされます。ミオグロビンという酸素を保持する赤い物質が筋線維の中で増え（白筋の赤筋化）、持久力がアップするのです。ＮＨＫ「ためしてガッテン」（２０１８年10月３日放送）によると、ゆっくりとした運動で白筋にミオグロビン（酸素を結合する赤いタンパク質）が増えてピンク色になり、脂肪を燃やす効果が高まるといいます。スクワットの沈み込みに10秒かけるゆっくりとした動きで、２秒静止してから立ち上がる動作を10回繰り返す。これを一日に３セットの計30回、週２回でメタボに効果があるようです。以前、忍者ウォークというのを聞いたことがあります。超スローモーション歩行です。１歩に10秒以上かけて、でも動作を止めずに、音を立てずに歩くのです。太極拳のようなゆったりと流れる運動もよいでしょう。このようなスロー運動で、燃焼系の身体になるので、余分な脂肪が減っていきます。血糖値の上昇も抑えられる身体になっていくでしょう。

運動の頻度は、高齢者では週2～3回が適量といわれます。一日運動したら二日休む、という程度で大丈夫です。もちろん、軽い運動を毎日続けるのはよいことです。セロトニンを増やすにはリズミカルな運動を毎日継続することが大切です（67ページを参照）。

しつこいようですが、運動していれば認知症にならないわけではありません。運動していると認知症になるリスクが半減しますが、同時に運動で寿命が延びます。もし5年延びれば認知症になるリスクは倍増するので、結果的には本来認知症になる年齢よりも5年後に認知症になるだろうということです。つまり、運動で認知症を先送りできる。予防とは先送り、なのです。

ここで一句　**〝ルンバより　人力掃除　記憶よし〟**

歩くほどに脳が喜ぶ

皆さんは一日に何歩くらい歩きますか？　一日の歩行距離が０・４キロ以下の人は、３・２キロ（2マイル）以上の人に比べて２・２倍アルツハイマー型認知症になりやすいという研究報告[*4]があります。ハワイの日系人男性を対象とした研究なので、日本人にもあてはまりますね。わかりやすいように１歩を50センチで換算すると、一日に歩くのが８００歩以下の人は、６４００歩以上の人に比べてリスクが約２倍ということになります。時々万歩計をつけて、自分がどのくらい歩いているかを自覚し、歩数の少ない人は次のエクササイズをしましょう。

お勧めは「ながらウオーキング」です。天気がよければ外を散歩しましょう。カメラやスマホを持って道端の花を撮るなど、目的をもって歩くと継続しやすいです。Instagram や Facebook に撮った写真を載せて「いいね」をたくさんもらうと、ドパミンが出てやる気アップ、継続につながります。

それも面倒という人には、「秘伝！朝ドラその場ウオーキング」をお勧めします。ＮＨＫの「連続テレビ小説」（朝ドラ）が放送されている15分間、テレビの前で、前に進まずにその場で歩き続けます。腕を大きく振りながら膝を高く持ち上げるようにしてその場で足踏みすると、いい運動になり、一汗かくでしょう。平地を歩いても進むためのエネルギーはあまり使わないので、前に進まないその場ウオーキングでも散歩するのと運動強度はさほど変わらず、効果も変わりません。これなら、雨の日も、寒い日も運動しない言い訳になりません。放送のない日曜だけお休みできます。

その場ウオーキングではもの足りないという人は、その場ジョギングをどうぞ。外で走ると、つま先よりも踵《かかと》が先に接地するので、衝撃が膝を直撃します。ところがその場ジョギングだと、つま先が先に接地するので、踵の接地前にアキレス腱がバネとなって接地の衝撃を和らげてくれます。膝に問題のある人も、その場ジョギングなら膝への負担が軽いのです。膝への負担がもっと軽いのはフィットネスバイク（室内自転車こぎ）です。ものぐさな筆者の寝室には、テレビの正面にバイクが鎮座し、「ながらバイクこぎ」を実践しています。見たい番組とエクササイズのセット販売です。その効果は１０２ページに示しました。膝痛を克服して登山に復帰できた筆者からのメッセージです。

負荷を増やす別なバリエーションです。ステップ（高さ20センチ程度の踏み台）を用意して、「1段上がって元の位置に後ろ向きに降りる」踏み台昇降を何度も繰り返す「朝ドラ・ステップ運動」だと、坂道ウオーキングと同じ効果になります。これは筋力アップに有効です。しかも後ろ向きに降りるときはつま先接地になるので、膝への衝撃が少ないのです。早速、テレビの前に踏み台を用意しましょう。このステップ運動をしながら引き算（１０００から連続して7を引き続ける）やしりとりなどの認知負荷をかけるコグニサイズでは、記憶がよくなると報告されています。ながら運動では計算などできませんが、散歩やジョギング、雑巾がけなどでは、認知課題を一緒に行うコグニサイズを試してみてください。ただし、屋外では事故などに遭わないよう、周りに十分注意しましょうね。

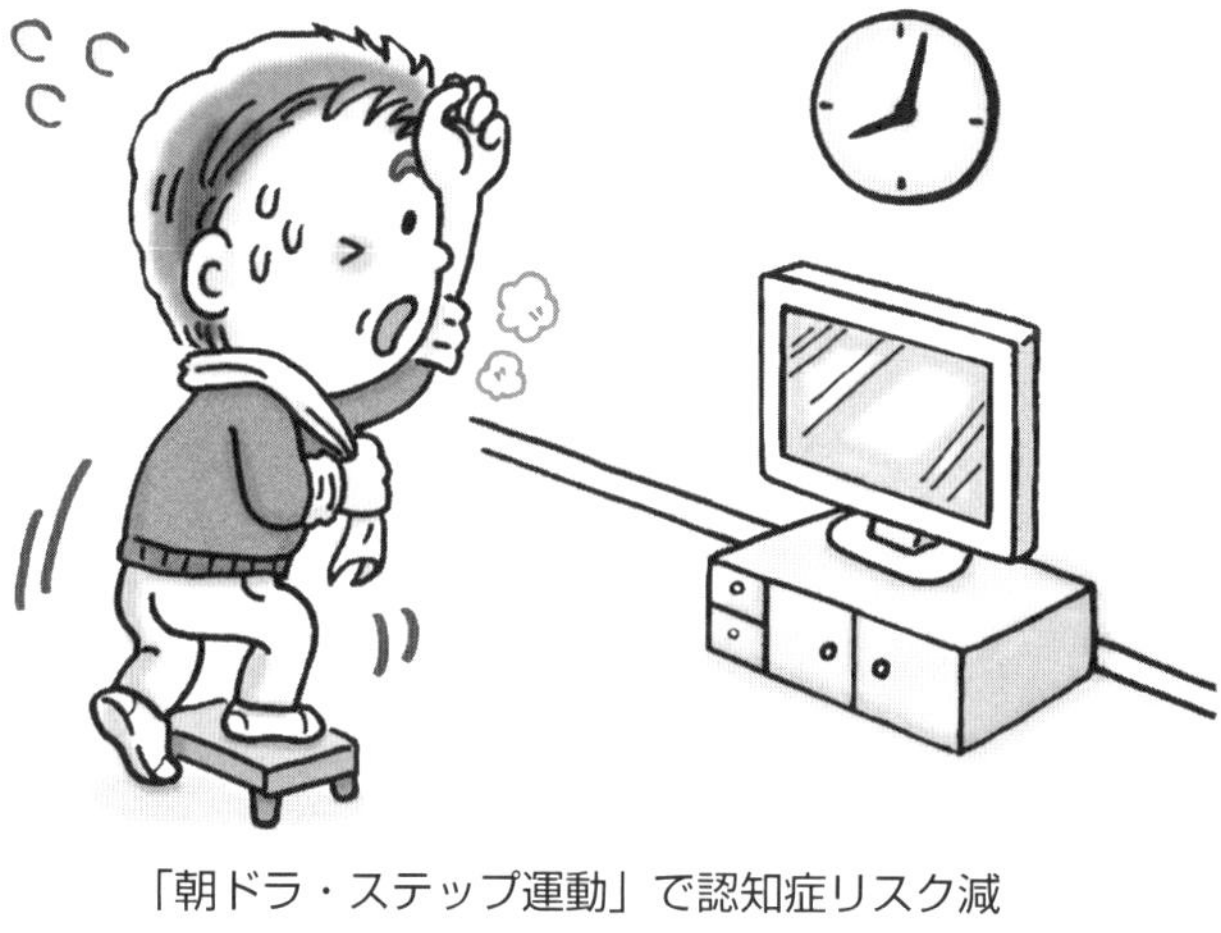

「朝ドラ・ステップ運動」で認知症リスク減

衝撃が骨を丈夫にする

膝への衝撃が悪者のように書きましたが、実は、衝撃は骨を丈夫にするには欠かせない、必須アイテムです。骨に衝撃が加わったり、ねじ曲げる力が加わることで、骨を作る骨芽《こつが》細胞が元気になるからです。こうして、骨芽細胞の働きが骨を溶かす破骨《はこつ》細胞の働きを上回ると、骨は丈夫になっていきます（逆に破骨細胞の働きが上回ると骨粗鬆症《こつそしょうしょう》になっていきます）。骨が丈夫になって骨折しにくくなるだけでなく、骨から分泌されるオステオカルシンというタンパク質が増えます。これはホルモンとしての作用をもち、高血糖を抑える働きがあります。最近、高血糖が続くと認知機能が低下することが報告され、「糖尿病性認知症」として注目されています。

では、衝撃の加え方として「忍法！踵落としの術」を紹介しましょう。靴を脱ぎ、「気をつけ！」の直立姿勢で、両踵を持ち上げてつま先立ちになり、踵をストンと落とすと衝撃が頭蓋にまで伝わります。これを毎日30回繰り返す。こうすると骨が丈夫になります。最近の靴は踵にクッションの入ったものが多いので、衝撃による骨強化効果は弱くなります。昔ながらの革靴ですと、歩くたびに脳にまで「ガン！」と衝撃がきますが、これが骨にはいいのです。

興味深い話があります。サイクリングの選手で筋肉隆々の人が簡単に骨折したという話です。自転車こぎで筋肉は鍛えられるのですが、舗装道路を走っているだけだと骨に衝撃がないので骨が強くならないらしいです。

高齢者が骨折して入院したのをきっかけに認知症が顕在化したり、認知症が急速に進行するのをしばしば経験します。「折れない骨づくり」、高齢者には極めて重要です。

複合的な運動で、脳も筋も骨も丈夫にすることが大切ですね。運動が脳へ及ぼす効果として、脳由来神経栄養因子（ＢＤＮＦ）を増やして神経細胞を育てることや、セロトニン放出を増やして心の平穏・抗うつ効果・良好な姿勢をもたらすことを書きましたが、血糖値を下げ、糖尿病を防ぎ、認知機能の低下も予防します。さらに、筋を鍛えて関節を守り、骨を丈夫にして骨折を防いでくれるのです。

ここで一句　〝**衝撃で　骨を丈夫に　認知維持**〟

どんな食事に予防効果があるか？

「食《く》い物《もん》だって気いつけなきゃいけねーんだっつわいなー。脂っけーもんは減らして、カロリー減らしゃぁいいんだんべぇ。魚喰って、野菜もうんと喰ってくんない」

「酒ン中じゃ赤ワインがいいんだってなー。ポリフェノールつう渋《しび》いんが効くんさ。ブドウの種なんかにいっぺー入《へぇ》ってるんだけんど、硬《かて》ぇ種なんか噛みゃー、歯が折れるだんべぇ。気つけべぇや」

「あたぁー気のもち方が大事だいね。ちったぁもの忘れしたって、あんまし気にしねーでいりゃぁいいんだいねー。ストレスが悪《わり》いつーからな」

食べ物も認知症発症に大きく影響するようです。そこで表14にまとめました。

まずは肉と魚を比べると、どちらもタンパク質が多いのですが、含まれる脂が異なります。肉の脂身は室温で白く固まっていますね。これは飽和脂肪酸が多いからです。一方、魚の脂は

表14　食事と認知症リスク

	認知症の発症を遅らせる因子	認知症の発症を早める因子
食事量	多品目を少量ずつ	食べすぎ（高カロリー）
食事内容	魚を時々（魚油） カレー 野菜（ポリフェノールとビタミンと食物繊維）	肉ばかり（飽和脂肪酸・コレステロール） ケーキ・饅頭など甘いもの大好き 柔らかいものばかり
嗜好品	赤ワイン　緑茶	タバコ　多量の甘い飲み物
その他	歯の手入れ　入れ歯	歯がない

山口晴保©

不飽和脂肪酸が多く、室温で溶けます。水の中は陸上よりも温度が低いからでしょうか。さて、飽和と不飽和、どちらが身体によいのかというと、不飽和のほうに軍配が上がるようです。よって、肉の脂よりは魚の脂のほうがよいとなります。両者の中間がオリーブオイルです。加熱処理をしていないエクストラバージンオリーブオイルは、健康によくないトランス脂肪酸を含まないので、お薦めです。

不飽和脂肪酸の中でもドコサヘキサエン酸（ＤＨＡ）やエイコサペンタエン酸（ＥＰＡ）がいいようです。ＤＨＡは脳神経細胞の膜の構成成分として必須なものですが、体内ではほとんどつくられません。よって、魚などから摂取する必要があります。ＤＨＡが不足するとうつになりやすいことが報告されています。脳細胞の機能維持にＤＨＡがいいようです。一方、ＥＰＡは血栓を予防する成分です。血液を固まりにくくサラサラにして、脳梗塞や心筋梗塞を予防する効果です。ＤＨＡ・ＥＰＡ共に青魚にたくさん含まれています。

次は、〝**中高年　酒を飲むなら　赤ワイン**〟という一句から始めましょう。数あるお酒の中で、赤ワインには、アルツハイマー型認知症などを引き起こす脳老化を防ぐ効果だけでなく、動脈硬化を防ぐ効果もあるようです。どうも、赤ワインに含まれるポリフェノールが有効なようです。ブドウの皮も原料にする赤ワインは、白ワインよりもずっとたくさんのポリフェノールを含んでいます。なので、赤ワインのほうが

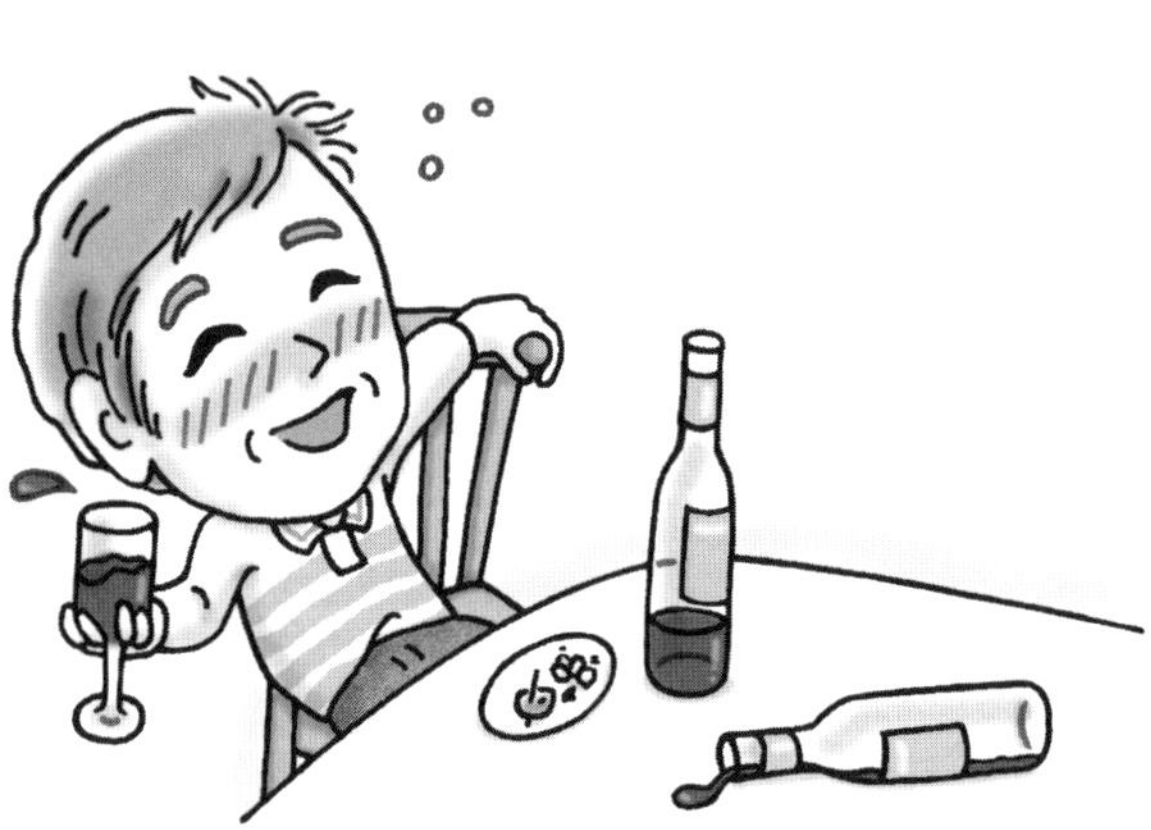

ポリフェノールは脳に効く‥‥でも、老化防止も節度が肝心

渋い。そうです、ポリフェノールは渋み・苦み物質です。これがアルツハイマー型認知症の原因物質が脳に溜まるのを防いでくれるようです。良薬口に苦し、ですね。

　このポリフェノールですが、残念ながら人間の体内ではつくれません。植物だけがつくっています。ゆえに、野菜や果物からポリフェノールを摂取することで、老化防止に役立ちます。ただし、ワインを飲みすぎると「アル中ハイマー病」という別な病気にかかることが知られております。

　ついでに、食べるのに必要な咀嚼《そしゃく》・嚥下についてふれておきます。高齢者の歯の数と認知症との関係を調べると、残存歯数が少ないことが認知症のリスクになると報告されています。「歯なしになっては、話にならない」のです。でも、その場合は入れ歯で認知症リスクを減らせます。しっかり噛むことが海馬の神経細胞を守り、認知機能の維持に必要です。噛むことは生きること。いつまでも食べ物を噛めるように歯を大切にしましょう。定期的な歯のチェック（歯科検診）はとても大切です。歯科も予防の時代です。

ライフスタイルが認知症の発症に大きく影響

ここまで、運動や食事に気をつけることで認知症を先送りできることを述べてきましたが、「慣れ親しんだ生活習慣を変えるのはなかなか難しい」という気持ちをもつ人も多いかもしれません。そこで、興味深い研究[*5]を紹介しましょう。

生活習慣が認知症発症に与える影響について、ナイジェリアで生活している黒人（ヨルバ族）と、かつて米国に奴隷として連れてこられた黒人の子孫を比較した研究です。米国で生活している黒人は、ナイジェリアの黒人に比べて、糖尿病が10倍、脳卒中が8倍、アルツハイマー型認知症が4倍多いのです。同じ遺伝的背景をもちながら、飽食・車社会の米国での生活習慣がアルツハイマー型認知症の発症リスクを4倍にします。

認知症になりたくなかったら、ヨルバ族の生活を見習って、自分の足で歩く、自分の足で食べ物を見つけるといった生活が有効でしょう。ものぐさで楽な生活をしていることや、美味しい食べ物をたくさん食べていることが、認知症の危険性を高めているのです。

肉ばかりでなく魚と野菜が中心の食事をよく嚙んで腹八分目。時にカレー（クルクミンというポリフェノールをたくさん含んでいます）を食べ、赤ワインを適量飲む。人と楽しく交わり、大いに笑って、週に2回は汗をかき、前向きに明るく生きる。これで、認知症先送りのライフスタイルの完成です。

ここで一句　**〝運動と　心配無用で　先送り〟**

ポジティブ医療修了試験

認知症のポジティブ医療、いかがだったでしょうか。最後に、次の問題で理解度をチェックしてみましょう。

【問題】

認知症の予防にしっかり取り組んだら、認知症になる人は減るでしょうか？

よく考えて、答えてください（答えは次ページ）。

【修了試験の正解】

おそらく減らない。

予防に有効なライフスタイルを続けると寿命が延びます。寿命が5年延びると認知症になる人が倍増することがわかっているので、認知症予防のライフスタイルで発症リスクを半減させても、寿命が延びて5年後には発症します。

認知症の予防とは、認知症の先送りなのです。認知症予防のライフスタイルは健康寿命を延ばすよいことですが、みんなが長生きするようになれば、認知症になる人の数は減りません。一時的に減っても先送りなので、いずれ増えます。

そして、みんながしっかり予防に取り組むと、高齢者数が増えます。そうすると別な社会問題が生じます。高齢者数が増えれば増えるほど、一人あたりの配分額（年金など）は減るので、〝**高齢者　みんな長生き　みな貧乏**〟という状況に向かうでしょう。

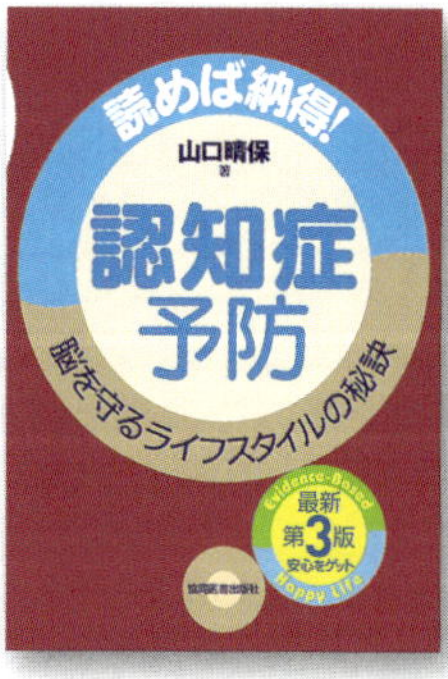

すぐに実践できる予防法が満載！

さて、修了試験に不合格だった人や、認知症予防についてもっと知りたいという人は、山口晴保・著『認知症予防―読めば納得！脳を守るライフスタイルの秘訣―：第３版』（協同医書出版社／２０２０）をお読みください。

＊1　水谷佳子「認知症とともに、よりよく生きる―認知症と、どう付き合うか。人と、どう付き合うか―」老年精神医学雑誌 28（5）：471–476（2017）
＊2　https://www.alz.co.uk/info/importance-of-early-diagnosis
＊3　Nakanishi M, et al：Death of dementia patients in psychiatric hospitals and regional supply of psychiatric services；study of the national data from 1996 to 2014 in Japan. J Alzheimers Dis 56（2）：817–824（2017）
＊4　Abbott RD, et al：Walking and dementia in physically capable elderly men. JAMA 292（12）：1447–1453（2004）
＊5　Ogunniyi A, et al：Epidemiology of dementia in Nigeria；results from the Indianapolis–Ibadan study. Eur J Neurol 7（5）：485–490（2000）

第4章

認知症にやさしい地域

1 認知症の人をやさしく受け入れる社会

偏見を捨て正しい認知症像をもとう

認知症の本人が社会発信をしたり、認知症の人が地域で活躍できる場が増えたりすることで、認知症がだんだんと社会に受け入れられるようになってきていますが、ここで認知症への偏見についてふれておきたいと思います。

日本における認知症への偏見の元凶は、小説家の有吉佐和子氏が１９７２年に著してベストセラーとなった『恍惚《こうこつ》の人』（新潮社）だといわれます。『治さなくてよい認知症』（日本評論社／２０１４）の著者である上田諭医師は、この書について、①認知症の本人の心情がまったく描かれておらず、認知症の人を介護者側から見た「困った存在」として描いており、②最期は症状が急速に進行して介護者を困らせる行動を多発して亡くなっているが、その原因としてせん妄（２０６ページを参照）の合併が疑われるにもかかわらず、それを重度認知症と表現している点が問題であると指摘しています。でも、この時代の認知症像は、こんなものでした。有吉氏を責めるつもりは毛頭ありません。当時の実際の介護現場をリアルに表現しています。

しかし、この古い認知症像が、40年以上経過した今でも影を落としていることが問題です。２０１６年に脚本家の橋田壽賀子氏が「認知症になったら安楽死が一番。ぼけたまま生きることが恐怖。施設に入れれば手足を縛られ、手荒なまねをされる」という主旨のことを述べています。[*1] ここにはいくつかの誤解があります。

実際には、認知症になって安楽死を望む人はほとんどいません。逆に、認知症になっても幸せな人はたくさんいます。「ぼけ」たまま生きることは、確かに不安が多いでしょう。多くの認知症の人が自分が消えていく不安を抱えています。しかし、周りの人にやさしさがあれば安心します。そして、アルツハイマー型認知症が重度になると、この不安も消えていくようです。死への不安もなくなります。それに、介護施設では原則、身体拘束されません。もし拘束していれば違法です。残念ながら、医療施設、特に急性期病院や精神科病院では身体拘束を受けます（252ページで示したように、一部の良心的な病院では身体拘束をしないで頑張っていますが）。よって、入院しなければ身体拘束はされないでしょう。筆者は、橋田氏の発言について、「病院から身体拘束をなくしてもらわないと、安心してぼけられないわよ」という意味に解釈しています。

現在では、認知症の人が示す困った行動（介護者側から見たら、です）は、本人にとっては意図のある行動であることが多く、それを共感的に理解して（認知的共感で）対処すれば、困る行動の多くは減らせるという考え方になってきています（154ページ）。また、困った行動を激化させる要因であるせん妄を見過ごさずに治療すれば、介護者が困る行動は激減します（206ページ）。本書が正しい認知症像を読者にもってもらう一助になれば幸いです。

認知症は恥ずかしい病気？

95歳を超えると8割の人が認知症になるという現実から、認知症は高齢者の勲章だと書きました（7ページ）。認知症になったことを決して恥じる必要はありません。もちろん一家の恥でもありません。昭和時代の天皇陛下でさえ始まっていたようです。「天皇陛下と同じ病気ですよ」と言うと安心する人がたくさんいました。今となっては昔話ですが。こう言ってあげないと、「恥ずかしくて人には言えない」という本人・家族が多かったのです。

現在は、周囲に公言する人が徐々に増えています。特に大切なことは、本人が友人に打ち明けておくことです。打ち明けないでつき合っていると、約束を守れない、言ったことを忘れる、同じことを何度も言う「めんどくさい人」と思われて、だんだんと疎遠になってしまいます。逆に、認知症であることを打ち明ければ、それを理解した上でつき合ってくれるので、楽しい友好関係を継続できるでしょう。

以前診察していた、若年性アルツハイマー型認知症の夫を介護する妻から聞いた話を紹介します。

医師「一緒に畑仕事もしているようですが？」

妻「ジャガイモの種芋を30センチくらいの間隔で置いていくでしょう。それを、ふと振返ると、お父さん（夫）が集めてきてくれたり……、おもしろいでしょ。ポケットに持っているんですよ。あとから間に肥料を入れて土をかぶせていくので、あれっ、ここ、ないと思って、〝お父さんポケット！〟って言って。穴に入れておいた種芋をポケットに入れちゃうんですね。……楽しいです。すごいホントに穏やかなので、昔からの性格もあるんでしょうけど。ホントに穏やかなので、周りの人も、いいねって言ってくれて」

医師「周りの人もわかっているんですか?」

妻「近所、みんなに私は話してあるんです。周りの人は、何やってるんだろうと思うだろうけど、私たちはホント楽しみながらやってます」

発症から7年経過して重度の時期です。介護者である妻は、介護うつに陥った時期もありましたが、今はご近所にもオープンにし、周りの人たちに温かく見守られて楽しく暮らしています。

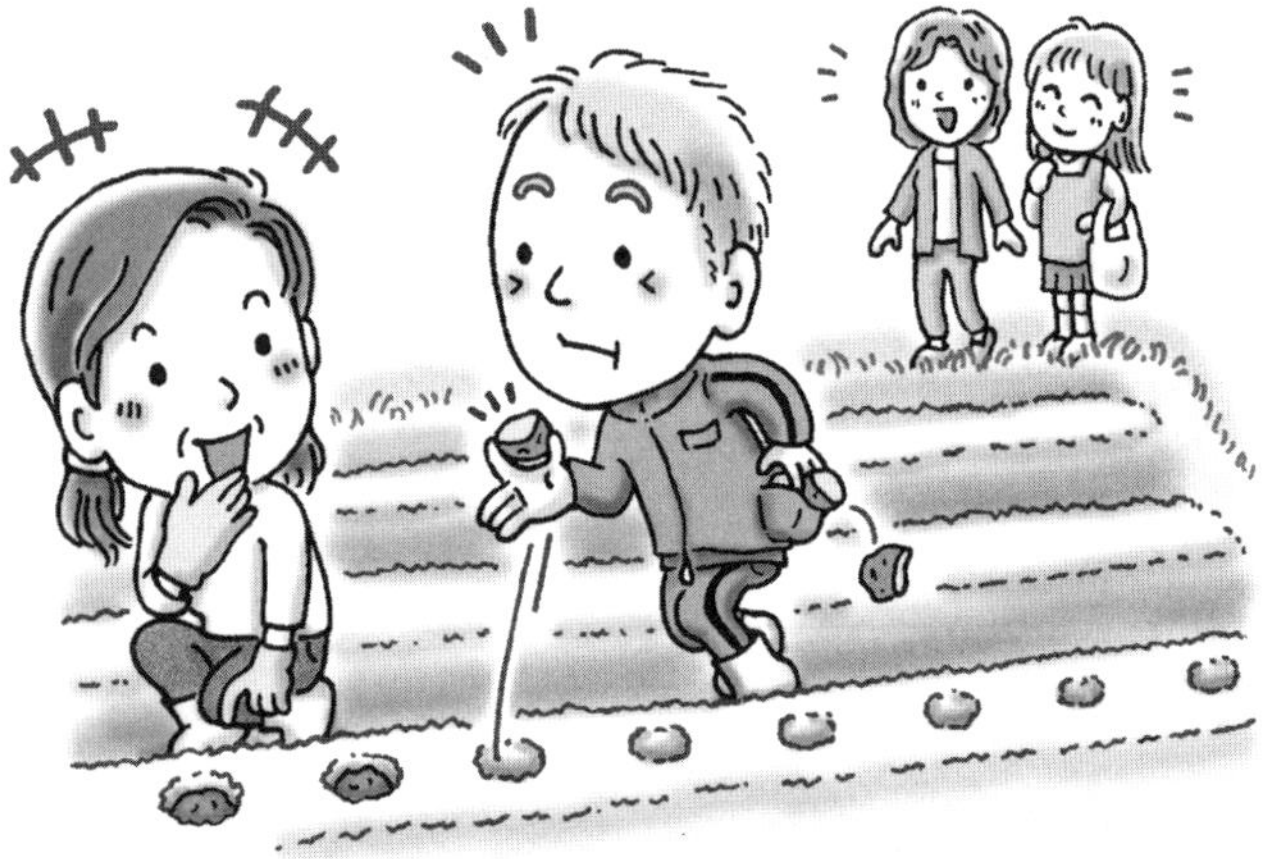

周りに伝えておくことで楽しい人生に

あれ? 種芋がない!「お父さん、ポケット!」「ん? あれっ!」

住み慣れた地域で暮らし続ける

筆者は、日本認知症グループホーム協会の機関誌『ゆったり』に約9年間連載を続けてきました。２か月に一度ネタを拾い出して書く作業がとてもよいトレーニングとなり、本書も書き出してから3か月、年の瀬を迎えるまでにほぼ書き終え、明日から正月モードです。

おっと、話が飛びましたが、「認知症グループホーム」というものを説明します。介護施設というと、昔からある特別養護老人ホーム（特養）が一般の人にはなじみ深いと思いますが、そちらは大型施設です。一方、認知症グループホームは、基本1ユニット9名の入居者定員で、施設全体でも小さいところは1ユニット、一般的には2ユニット程度が多く、こじんまりとした介護施設です。制度上は「地域密着型サービス」に位置づけられ、利用できるのはその地域に住んでいる人です。この施設の特徴は、正式名称である「認知症対応型共同生活介護」に表れています。つまり、①利用者は認知症である、②利用者と介護スタッフが共同生活をする（一緒に買い物に行き、一緒に調理して、一緒に食べる）、③よって家庭的雰囲気がある、という特徴をもっています。残念ながら、この②に含まれる調理を行わず、中央のキッチンで作った料理が運ばれてくる施設もあります。

共同生活をする中で、スタッフと利用者が一緒に買い物に行き、一緒に食事を作り、一緒に食べる。こうして残っている能力が維持されます。一方、大規模な施設で何でも提供してくれるケアを受けていると、残存能力はどんどん低下します。「使わない能力は失われる（Use it or lose it！）」が身体の鉄則です。

筆者が認知症になったら、こんな施設がいいなと思っています。いずれは、やさしい介護者のいる小規模な施設で、肺炎になっても入院せずに極力病院通いを減らし、看取りと決めたら点滴などせず、朝冷たくなっていた……というのが筆者の理想です。**〝筆者とていずれはなるぞ認知症〟**と思っていますので。

地域密着型サービスには、小規模多機能型居宅介護もあり、通い・泊まり・訪問サービスをフレキシブルに組み合わせることができ、これも在宅生活の継続に有効です。さらに、「定期巡回・随時対応型訪問介護看護」が近くにあれば、自宅が施設代わりになり、必要な回数の訪問介護・看護を定額で受けられます。ただ残念ながら、採算が合わないので普及していません。

筆者は以前、石川県加賀市で「地域包括ケア」を見学してきました。加賀市は「大規模特養はつくらない」という方針で、収容定員15名程度の小規模な特養（サテライト特養）を街中につくっていました。大規模特養は土地の安いところにつくられる傾向があり、人里離れた山間部や田畑の真ん中に建てられ、これまでの生活とかけ離れてしまいます。見学したある施設は、ドア1枚をはさんで隣が学童クラブ、向かいに保育所があり、入所している高齢者は、放課後に訪れる子どもたちと交流し、窓から外で遊ぶ子どもたちを眺めます。こんな施設を次のほっとタイムで紹介します。

ほっとタイム

いつまでも地域の中で　小規模施設のぬくもり

認知症が進行して独居が難しくなったとき、どんな施設に移り住めばよいのでしょうか？　多くの人が特別養護老人ホーム（特養）を挙げます。

筆者自身は「住み慣れた地域の中にある小規模多機能施設がいいな」と思っています。今は認知症グループホームやケア付き賃貸住宅など多様な施設があります。認知症になっても、地域で暮らし続けられる住環境を考えたいと思います。

加賀市では街中に小規模サテライト特養が増えています。その一つ、15床の小規模特養「ちょくし」を見学しました。保育所に隣接していて、学童保育とはドア1枚で仕切られているだけです。入所高齢者が子どもとふれあい、元気になる施設です。立派な仏壇もありました。みんなで読経するのは脳にいいですね。また、子どもが高齢者の死を見て学ぶ機会にもなっているといいます。

ちょっと大きな民家や古民家を改修した小規模多機能施設も増えています。見学した「きょうまち」は、取り壊し寸前の古民家を安く借りています。外見は今にも倒れそうな家ですが、天井の太い梁《はり》は北国の雪に耐え、地震にもびくともしないそうです。居間に座ってこの梁を見上げているだけで、幸せな時間に浸れそうです。

洗面所で素晴らしいものを発見しました。鏡の上に「自動笑顔練習機」の張り紙。筆者は「鏡の前で笑顔をつくり〝いい笑顔だね〟と声に出すと素晴らしい笑顔になる。その笑顔で認知症の人に接すると、相手も笑顔になってさらにいい笑顔になれる」と常々講演しています。

まさに、それを実践している施設、ウイットに富んだ張り紙でした。ある医師から「この施設に通っている利用者がとても元気になる」と聞いたことが頷《うなず》けます。

筆者の住む地域にこんな宝物のような施設があったらいいなと思います。

認知症の人が住み慣れた地域の中で笑顔で暮らし続けられるよう、たくさんの人に応援してほしいですね。大きな施設で機械的なケアをすれば利益は上がりますが、小規模な施設でよいケアをすれば経営が大変なのが現状だからです。ボランティアでの支援や寄付など、小さくともぬくもりにあふれる施設に宝物を贈ろうではありませんか。

「開こう認知症の宝箱17」（２０１３年5月1日配信）より

2　認知症にやさしい地域づくりの施策

「認知症にやさしい地域」は、国際的にはDementia-friendly communityといわれ、その内容として次の4項目が挙げられています。[*2]

＊「認知症に対する偏見の解消」——認知症の理解を深める活動として、認知症サポーターが全国で1100万人を超えました。認知症サポーターは、認知症を正しく理解し、近くに認知症で困っている人がいたら手助けします。また、認知症の本人たちも、本を書いたり講演したり、あちこちで偏見をなくす活動をしています。

＊「認知症の人への差別の撤廃」——認知症であるがゆえに自己決定権を奪われたり、財産管理の権利を奪われたり、身体拘束されたり、治らない病気だからと受診の機会を奪われたりと、認知症への偏見に基づく差別をなくそうという活動です。

＊「認知症の人の包摂」——認知症の人を特別視したり差別するのではなく、地域の一員として受け入れ、仲良く助け合って生活します。認知症の人が歩き回っていたら見守ります。認知症の人も働いたり、他者に役立つ機会がもてるようにしましょう。

＊「社会参加の促進をめざす活動」——認知症の人が家に閉じこもらないで、地域の行事に参加したり、認知症カフェの運営に参画して実際に給仕役を担ったり、本人ミーティングなどで暮らしやすいまちづくりを国・都道府県・市区町村に提案したりと、社会参加する活動です。

国際アルツハイマー病協会（Alzheimer’s Disease International）は、認知症にやさしい地域を「認知症の人々が力づけられ、自信をもち、尊重され、包摂され、本人にとって意味のある活動に参加し貢献することができるコミュニティー」と定義しています。[*2]

海外では、英国とオーストラリアが国家主導で認知症にやさしい地域づくりを進めてきました。日本においても、認知症対策が国家戦略に位置づけられ、認知症施策推進総合戦略（新オレンジプラン）に引き続き、認知症施策推進大綱の中でも認知症地域支援推進員が全国の市町村に配置され（地域包括支援センターへの配置が多い）、認知症カフェづくりや運営の支援、認知症サポーターの育成、認知症の地域資源マップや認知症ケアパス作り、行方不明を防ぐ見守りネット構築など、認知症にやさしい地域づくりに貢献しています。

認知症にやさしい地域づくりの実践

ＮＰＯ法人認知症フレンドシップクラブ理事の徳田雄人氏は、「認知症フレンドリー社会」を標榜《ひょうぼう》した書籍[*3]を執筆しています。Dementia-friendly society という欧米の概念は、日本語では「認知症にやさしい社会」と訳されますが、徳田氏は、単にやさしいという意味を超えて、社会が認知症対応にアップデートすることが必要だと説いています。そして、認知症フレンドリー社会を従来の認知症対処社会と対比してわかりやすく解説しています。

これまでの社会の認知症への対し方は、専門家を中心とする対症療法的な「対処」でした。例えば、認知症高齢者が運転事故を起こして死傷者が出たと報道されると認知症の人の運転を禁じる、という社会の動きです。認知症の人が運転しなければ認知症の人が引き起こす死亡事故が減る、というその場しのぎの対策です。そして、そこには当事者たちの声はまったく反映されていません。「地方に住んでいて、運転しないと買い物に行けない高齢者でも、認知症になったら容赦なく免許を取り上げる制度が、社会的に正しいのか」と徳田氏は疑問を投げかけています。

認知症だからと一律に運転免許証を取り上げるのではなく、①オーストラリアのように「5キロ以内は許可」「夜間は禁止」などの制限付き運転免許で生活を可能にする仕組み、②認知症診断のための認知テストではなく、運転の実技テストで危険なケースだけ運転免許証が失効する仕組み（医師の診断書で判定するのではない仕組み）、が妥当だと徳田氏も筆者も考えています。

徳田氏は、認知症の当事者の意見も取り入れて地域で「対応」を考えていくことが大切だと指摘しています。運転免許証の取り上げのように、問題が生じるたびにネガティブな方向に対策を立てる「対処」ではなく、認知症の人や家族、そして地域の人や企業、行政などが一緒に考え行動する仕組みが必要だと述べています。

イングランド（英国）では、いろいろな都市に認知症アクション連盟（Dementia Action Alliance）がつくられ、地元の企業・組織・団体などが参画し、自分たちにできる範囲で、認知症の人が暮らしやすくなる社会づくりをしています。認知症があっても外出でき、ショッピングを楽しめる地域づくりです。例えば、①認知症の人がバスなどに乗りやすいように、認知症で手助けが必要なことと降車停留所名を書いたヘルプカードを作り、本人が持参して公共交通機関を利用する、②銀行にあらかじめ認知症であることを知らせておくと、暗証番号以外の方法で本人確認をして預金を下ろさせる、③図書館に認知症関連の本のコーナーを作る、④詐欺被害を防ぐ方法を地域で作る、⑤認知症の人がスーパーでゆっくり買い物ができる日をもうけ、BGMをなくした静かな環境で品物を選び、自分のペースで支払いができるように環境調整を行う、などなど、認知症アクション連盟に参加している企業・団体などが、それぞれの分野で自分たちのできる範囲で、認知症があっても生活に困らない方法を考え出しています。

日本でも、認知症フレンドリー社会を進めている自治体が増えています。一番進んでいる領域は、認知症の人が安心して外出できる地域づくりです。行方不明になっても発見できる地域の体制づくりです。でも、それだけではありません。「地域共生社会」のコンセプトで、支援を受ける側と支援する側という関係を超えて、認知症の人も役割をもって活躍しています。例えば、子どもの登下校時の見守りなど、認知症の人が支援する側にまわる取り組みも進められています。共に社会の一員として、認知症の人が差別を受けずに受け入れられ、もてる力を発揮して社会の役に立てる環境整備が徐々に進められています。

愛知県名古屋市で認知症サポーター講座の講師を務める若年性アルツハイマー型認知症の山田真由美氏とは、3年ほど前の講演会でご一緒しました。筆者の講演のあとで、山田氏が自分の抱える困難について話しました。アルツハイマー型認知症は記憶障害が強いことが特徴ですが、山田氏の場合は、記憶障害よりも空間認知障害が強いことが特徴で、服を着るといった3次元空間の中での位置関係の把握がとても難しく、着替えに何時間もかかってしまうと言っていました。また、買い物に行くと、レジで財布からお金を取り出しておつりを財布にしまうことや、買った品物をレジ袋に入れるのに長時間かかります。このため、行きつけの小さなスーパーで手伝ってもらい、買い物をしているそうです。独りでするとと何十分も要する作業が、ちょっと手伝ってもらえば1分で済むとも話しています。[*4]

このように地域の中で親切な店が増えれば、買い物も安心です。行きつけの店でない場合は、ヘルプカードが有効です。どんなことで手助けが必要かを書いたカードを示せば、周りの人が親切に対応してくれます。例えば、レジで後ろに並んでいる人も、なかなか進まないレジにイライラするよりも、手助けをして、利他行為でドパミンが出て喜びを感じるほうが脳にずっとよい影響があります。認知症の人が堂々とヘルプカードを出せるような偏見のない社会であれば、日本人はおおむね親切で、手助けしてくれるやさしさをもっています。

国の認知症施策推進総合戦略（新オレンジプラン）でも、認知症の人の意見を認知症施策に活かすという原則が盛り込まれました（認知症施策推進大綱ではより明確化）。そして、一般社団法人日本認知症本人ワーキンググループのような当事者団体や、各地で開かれる「本人ミーティング」などからの意見が、実際の施策に盛り込まれるようになりました。

自分が認知症であることをオープンにすれば、周囲から支援してもらえる地域が少しずつ増えています。安心して認知症になれるようになってきています。

ひとくちコラム

みまもりあいプロジェクト

一般社団法人セーフティネットリンケージ（代表理事・高原達也氏）が、地域がもつ助け合いの心である「互助」を情報通信技術（ＩＣＴ）がサポートする発想で生まれた二つの支援ツール「みまもりあいステッカー」と「みまもりあいアプリ」を使って、外出時の万一の事態（迷子・行方不明・事故など）に地域で助け合える協力者を増やし、見守り合える街を育てる活動「みまもりあいプロジェクト」に取り組んでいます。

「みまもりあいステッカー」は、団体に入会することで（入会金２０００円）、フリーダイヤルと個人情報を保護するＩＤ番号が記載された48枚セットをゲットできます。それを服に縫いつけることもできますし、カード、携帯電話、財布、手帳、カバン、傘、杖などに貼ってもＯＫ。月額３００円の利用料で、万が一の際に、発見・保護してくれた人の互助を頼りに、直接家族の連絡先に電話を受けることができるシステムです。日本は現金の拾得物が年間１７０億円も警察に届く、世界でも稀な高い道徳をもった国です。この「みんな親切」を活用して、大切な人から大切なモノまで、個人情報を保護して直接電話をもらえるシステムです。

もう一つのツール「みまもりあいアプリ」は、ＩＤを活用することで、個人情報を保護して自宅からスマホで捜索依頼ができる画期的な仕組みです。認知症の人が行方不明になったら、写真入りの捜索者情報を、捜索範囲を指定して直ちに配信。その指定範囲内にいる協力者のスマホに、「こんな人を探して」と特徴を示した連絡が入ります。自治体単位でこのアプリを使い、みんながこのアプリをスマホに無料ダウンロードしていると、発見に役立ちます。

この「みまもりあいプロジェクト」が広がると、認知症の人が安心して外出できる街が育まれるだけでなく、認知症ではない独居高齢者がステッカーをつけていれば、外出中に万が一の事態が起きても、救急隊や救急搬送された病院から家族にすぐに連絡が入ります。また視点を変えれば、子どもの外出中の事故や迷子などにも活用することができます。誰もが安心して暮らせるまちづくりをめざしている高原氏を、筆者は応援しています。

認知症初期集中支援チーム

認知症と診断され、「奈落の底に突き落とされました。診断を伝えるだけで希望がないなんて、あまりにひどいです」と家族が訴えるのを見ました（ウェブサイト「健康と病いの語り」データベース／「認知症の語り」）。アルツハイマー型認知症と診断されても、根本的治療薬はなく、介護者の関わり方が重要になります。とはいっても、身内がアルツハイマー型認知症と診断されると、混乱したり将来の心配が出てきます。そこで、複数の専門家が認知症の人やその家族を訪問し、自立生活に向けたサポートを行う「認知症初期集中支援チーム」の出番です。受診前のまだ医療に結びついていない場合も対象となります。

この認知症初期集中支援チームは、認知症施策推進総合戦略（新オレンジプラン）における「早期診断・早期対応のための体制整備」の一つとして設置され、２０１８年度からは全国の市町村で稼働しています。

群馬県前橋市はいち早くこの事業を開始し、２０１３年度にスタートしました。前橋市には、認知症のことなど、高齢者の問題で困ったときの相談窓口としての機能をもつ地域包括支援センターが12か所設置されています。そして、認知症で支援が必要なケース、家族が困っているケースなどについて、地域包括支援センターから支援チームに依頼がきます。すると、チーム員が対象者本人・家族を訪問して状況を聞き取り、医師を含むチーム員会議で支援方法を検討し、その結果を基に数回にわたって訪問しながら支援します。

訪問依頼を受けた事例は、認知症によるトラブルが深刻化してからのものが半分近くを占めていました。そこで、介護者の困りごとが生じてから対処するのではなく、困りごとを防ぐ対処法を指導しようと、診断直後に支援チームが関わる方法を模索してみました。そして、前橋市の支援チーム事業担当者が前橋市医師会に働きかけ、かかりつけ医が認知症と診断したら、支援チームに直接依頼してもらう仕組みをつくりました。依頼を受けたら、チーム員が自宅を訪問して本人・家族の不安を取り除き、本人のできることを支援する方法を考え、必要な介護保険サービスにつながるよう、短期間・集中的に支援します。家族から近くの地域包括支援センターに直接依頼してもらうことも可能です。訪問したチーム員が、「ケアのコツ」を伝授します。パンフレットも用意しました（『家庭介護ガイドブック』／前橋市ホームページよりダウンロード可能）。いつでも相談できる窓口も紹介します。こうして、認知症と診断された直後の本人・家族とつながることで、早期診断されてよかったと感じてもらえるような支援を心がけています。……おまえは支援チームの関係者だな、と思われましたか？　そうなんです。筆者はチームドクターとして、隔週で開かれるチーム員会議に毎回参加しています。

「認知症という生活困難を抱えながらも、本人・家族が笑顔で穏やかに暮らせること」の支援が、前橋市認知症初期集中支援チームのめざすところです。

ここで一句　**〝診断後　早く来い来い　初期集中〟**

ひとくちコラム

前橋市認知症初期集中支援チームの活動具体例

前橋市の認知症初期集中支援チームは、２０１３年度から厚生労働省のモデル事業として運営を開始し、２０１８年までの5年間で２００例以上の支援に携わってきました。支援チームのリーダーを務める作業療法士の山口智晴氏に活動の具体例を寄せてもらいましたので、紹介しましょう。

＊　＊　＊

支援に携わったケースの約6割は、家族からの依頼がきっかけでした。一緒に住んでいる、または近くにいる介護家族が何らかの異変に気づき、どのように対応してよいかわからずに困って、相談につながることが多いです。例えば、介護家族が、認知機能が低下した親や配偶者への関わり方がわからず、不安や混乱を強め、結果的に本人の認知症の行動・心理症状（ＢＰＳＤ／介護者が困る症状）が悪化する要因になっている事例などです。

介護家族はよかれと思って、認知症の本人が思い出せない記憶を思い出させようと、「よく考えて思い出してごらん」「お母さんはさっきおそばを注文したじゃない！」と励ましたり、指摘したりします。また、「決まった時間に食事や着替えをする」「同じことを何度も言わない」など、本人にやるべきことや注意事項をメモさせたりします。しかし、本人からすれば、それは拷問のようなことなのです。本人が「バカになっちゃって、もうできない」「死にたい」などと泣いていることもあります。認知症の進行予防のために小学2年生の計算ドリルを夫が買ってきて、アルツハイマー型認知症の妻が泣きながらやっている場面にも遭遇しました。

こうしたことは介護家族も悪気があってやっているわけではなく、むしろ本人のためを思ってやっているのですが、結果的には本人を追い詰めてしまい、

ＢＰＳＤの悪化につながっているパターンです。注目すべきは、いずれも本人のできないことに介護者が着目しており、本人ができること、すなわち、ポジティブな側面に着目した介護ではない点です。認知症の原因の多くは、根本的治療法が確立していない進行性の病気です。できないことに着目すると介護家族もつらくなります。

認知症初期集中支援チームのメリットは、実際に生活している場にチーム員が出向くことで、介護家族が気づくことができないでいる本人の〝できること〟や〝素敵な側面〟〝本人らしさ〟にチーム員が気づき、それを家族に伝えられることです。つまり、ポジティブな側面に気づくきっかけを、チーム員が訪問して提示できます。そういったプロセスを介護家族と一緒に経験することで、家族と本人との関係改善にもつながることを期待して活動しています。また、チーム員が訪問することで、認知症の本人と介護家族の両者の訴えをその場で確認し、互いに話が通じやすくなるようにまとめます。このような、両者間の通訳者としての関わりが自宅でできる点もメリットです。例えば、認知症の母親から娘への感謝といったポジティブな言葉を、あえて娘の前で本人の口から引き出したりします。そうすることで、「お母さんの本当の気持ちがわかって嬉しかったです。私のことをこんなに困らせるのは、私が嫌いなんだろうなって、本当に思い悩んでいました。これからは母にもっとやさしく接することができます」と、娘さんが涙ながらに話をしてくれます。

それから、「〝悪《わりー》いんねぇー、助かるよー〟（いろいろとやってもらって悪いね、ありがとう）って言ってみたら、確かに本人が嬉しそうにしてて、なんだか子どもみたいだよ」という言葉。これは、認知症の奥さんに怒ってばかりいた旦那さんに「だまされたと思って言ってください」と伝えたあと、奥さんのリアクションについて報告してくれたものです。また、「そう言われれば、私が叱ったときに本人が暴言を吐きますね」という言葉は、特に娘さんへの暴言と介護拒否が強いアルツハイマー型認知症の母親のＢＰＳＤについて、娘さんと振り返りをしたときの発言です。介護負担感が強くて親子ゲンカが絶えない娘さんには、笑顔（作り笑顔でよい）でいることや、イラッときたら会話せずに部屋を出て深呼吸することを伝えたところ、「できる範囲で笑顔を心がけたら、本人も笑っていることが増えた気がします」「こっちのほうがイライラし続けていても、5分後に部屋に戻ると本人はけろっとしているので、こっちが怒ること自体バカらしくなりますね」とのことでした。

これらはケースバイケースですが、自宅を訪問すると、そこに住んできた人たちの歴史を感じることができるので、その分、認知症の本人や家族のポジティブな側面を見つけやすい環境であることは確実です。本人や家族が直接言いにくい、気づきにくいポジティブな要素をチーム員が見つけたり、本人からポジティブな発言を引き出したりといった関わりが、家族の介護負担感の軽減につながります。前橋市の認知症初期集中支援チームは、支援の前後における介護負担感を数値化し、チーム員の訪問支援によって介護負担感が明らかに改善することを示しています。ポジティブな側面に気づいてもらう家族指導が、介護負担感の軽減に有効だと考えます。

＊　＊　＊

このように前橋市の支援チームは、医療機関を受診することや介護保険サービスを利用することを支援の主目的とするのではなく、本人と家族の困りごとを解決して、共に笑顔で在宅生活を継続できるようにすることを支援の主目的にしています。こうしたスタンスでの活動が全国に広がることを願っています。詳しくは、山口晴保・山口智晴・編『認知症の本人・家族の困りごとを解決する医療・介護連携の秘訣—初期集中支援チームの実践20事例に学ぶ—』（協同医書出版社／2017）をお読みください。

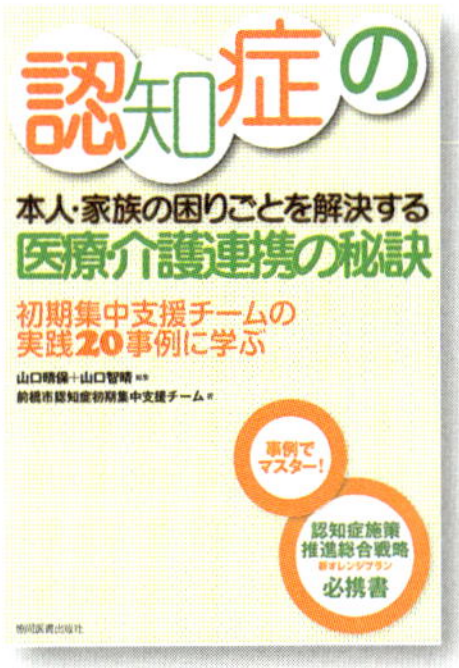

笑顔で暮らすアイデア満載！

本人ミーティングや本人の活躍

認知症の人の個人的な活躍については「認知症の本人が社会発信をする」（46ページ）に書きました。ここでは、認知症の本人たちの社会活動を紹介します。

認知症の本人たちが市区町村単位などで集まり、ミーティングをして提言などを行い、当事者の視点や思いを地域や行政に伝えます。厚生労働省の『本人ミーティング開催ガイドブック』には、〈認知症の本人が集い、本人同士が主になって、自らの体験や希望、必要としていることを語り合い、自分たちのこれからのよりよい暮らし、暮らしやすい地域のあり方を一緒に話し合う場です。「集って楽しい！」に加えて、本人だからこその気づきや意見を本人同士で語り合い、それらを地域に伝えていくための集まりです〉とあります。本人ミーティングは、認知症の人の視点を重視した、やさしい地域づくりを具体的に進めていくための方法です。本人たちが行政や団体によりよい施策などを提案し、地域づくりに参画します。「認知症にやさしいまちづくり」を本人たちの手で進めるのです。

認知症の当事者たちが集まって設立された一般社団法人日本認知症本人ワーキンググループは、２０１７年度に『本人にとってのよりよい暮らしガイド』を制作し、２０１８年11月に「認知症とともに生きる希望宣言―一足先に認知症になった私たちからすべての人たちへ―」を発表しました。

この宣言の前文には、〈私たちは、認知症とともに暮らしています。日々いろんなことが起き、不安や心配はつきませんが、いろいろな可能性があることも見えてきました。一度きりしかない自分の人生をあきらめないで、希望をもって自分らしく暮らし続けたい。次に続く人たちが、暗いトンネルに迷い込まずにもっと楽に、いい人生を送ってほしい。私たちは、自分たちの体験と意志をもとに「認知症とともに生きる希望宣言」をします。この宣言をスタートに、自分も希望をもって暮らしていこうという人、そしてよりよい社会を一緒につくっていこうという人の輪が広がることを願っています〉と書かれ、次の5項目が宣言されています。[*5]

（1）自分自身がとらわれている常識の殻を破り、前を向いて生きていきます。

（2）自分の力を活かして、大切にしたい暮らしを続け、社会の一員として、楽しみながらチャレンジしていきます。

（3）私たち本人同士が、出会い、つながり、生きる力を湧き立たせ、元気に暮らしていきます。

（4）自分の思いや希望を伝えながら、味方になってくれる人たちを、身近なまちで見つけ、一緒に歩んでいきます。

（5）認知症とともに生きている体験や工夫を活かし、暮らしやすいわがまちを、一緒につくっていきます。

このように、認知症の当事者たちが社会に発信しています。そして、いろいろなところで本人視点の政策提言を行っています。どれもポジティブですね。

認知症の人たちが社会で活躍するようになっています。筆者もいずれ仲間に入れてもらいたいと思っています。

筆者の今の職場の先々代のセンター長が長谷川和夫先生です。改訂長谷川式簡易知能評価スケール（HDS-R）という有名な認知テストを開発した先生ですが、2017年に自分が認知症になったことをカミングアウトしました。そして、認知症になっても楽しく暮らしている自分の生き方を読売新聞の連載で公表してきました。長生きしたら認知症になるのが当たり前のことだし、決して恥ずかしいことではない、むしろ、社会で活躍する機会にもなるのだと、長谷川先生は示してくれています。筆者もあとを追うことをめざしています。

3 筆者の地域づくり

筆者は、群馬大学大学院で地域理学療法学の課程が2001年にできたときに、その担当教授になりました。それがきっかけで、地域リハビリテーションの仕事を始め、2001年に群馬リハビリテーションネットワーク（県内多職種連携組織）を立ち上げて副理事長になり、

２０１８年まで続けました。また、２００３年に群馬県地域リハビリテーション協議会委員長に就任し、２０１７年まで続けました。この地域リハビリテーション活動と平行して、２００５年にぐんま認知症アカデミーを立ち上げ、現在まで代表幹事を務めています。

この二つの活動を通して学んだ地域活動のコツを紹介します。

群馬県介護予防サポーター

認知症とは直接関係しない話題ですが、筆者の自慢話（これも脳を活かす秘訣です）にしばしおつき合いください。「私はなんて心の広い人間だ」とつぶやきながら。

群馬県の地域リハビリテーション協議会委員長として、群馬県内の地域リハビリテーション支援体制を構築してきましたが、この事業を継続するには群馬県独自の取り組みが必要と考え、「群馬県介護予防サポーター制度」を２００６年に設立しました。その理念は次の３点です。

（１）「高齢者が自立して尊厳を保ちながら安心して暮らせる地域社会」を創るには、元気

高齢者が最大の人材

（２）元気高齢者に「真の自立支援」「介護予防」「安心して暮らせる地域づくり」を理解してもらい、そして元気高齢者が活動の中心になって、それを行政が支えるような仕組みを作る

（３）市町村や事業者がすべてを提供する構図ではなく、高齢者が自ら介護予防や介護に取り組むという視点の変換が大切

カリキュラムは、初級３時間、中級３時間×３回、上級は市町村事業に参加体験です。これまでの群馬県全体での育成数は、初級９６３６名、中級７１３２名、上級３３９２名となりました（２０１８年３月時点）。県全体の中でも前橋市が最も積極的に介護予防サポーターを育成し、１０８５名が上級研修を修了して市に登録されています。

前橋市では、介護予防サポーターが担い手となる「ピンシャン体操クラブ」を市内60か所（２０１８年1月時点）で開いて自主運営しています。これこそが「介護予防＆集会所レベルでの地域づくり」の要です。介護予防は、認知症予防を含めて効果が実感できる「運動」が一番です。また、ふれあい・いきいきサロンで活躍するサポーターも多いです。そのほかにも、介護予防サポーターは、「脳力アップチャレンジ」や「男性のための筋トレ教室」といった一

般高齢者向けの介護予防教室、認知症カフェなど、数々の総合事業（一般介護予防事業）へ協力しています。

このように、地元の元気高齢者を地域資源として、介護予防活動拠点を歩いて集まれる集会所単位で増やすことが、お金をかけない介護予防であり、認知症予防の正しい道と考えます。

高齢になったら、地域で仲間をつくり、元気高齢者が虚弱高齢者を支援して、一緒に仲良く暮らす仕組みをいかにうまくつくるかに、日本の未来がかかっています。日本の人口はどんどん減っていき、税収が減る中で、高齢者だけが増えます。高齢者自身が「何のための介護予防か」をしっかり考え、自分で自分の身を守る「自助」と、身近な地域で助け合う「互助」の仕組みをつくり、安らかな最期を迎えるまでは積極的に地域に貢献する心構えが必要でしょう。

ぐんま認知症アカデミー

ぐんま認知症アカデミーは、２００５年12月に「認知症があっても明るく楽しく過ごせる社会をつくる」ことを目標にして設立しました。先見の明がありますね。「県内の認知症の医療・リハビリテーション・ケア・行政に関係する専門職の連携を深め、技術を高めたい。そして、認知症に関する予防研究や介入研究などを推進し、群馬県の医療・福祉の向上に寄与したい」との思いからです。

運営は、群馬県内の認知症関係の教育（2大学）・医療（県医師会も）・介護・福祉・行政（県庁の担当課）・家族会の人たちが幹事（現在22名）となり、ボランティア活動で年に2回の研修会を開催しています。県内で認知症ケア専門士の研修単位がとれる認知症ケア研修会として根づき、各回400名近い参加があります。また、毎年12月の研修会では研究発表も公募で行ってきました。2018年に13周年を迎え、延べ26回の研修会を行ってきたことになります。

講師を選ぶ基準は「有名かどうか」ではなく、「話が面白いか」「話に理念があるか（聞き応えがあるか）」です。会員登録無料、参加費500円で運営しているので、高い旅費を用意して遠方から講師を呼ぶことは難しいのですが、これまで素晴らしい人たちに講演してもらうことができました。興味のある人は、ぐんま認知症アカデミーのホームページに過去の研修が載っているのでご覧ください。イチオシの講師ばかりです。

この活動を13年間続けてきたおかげで、県内の認知症ケア関係者と深い横のつながりができました。最近になって医療・介護連携が叫ばれますが、群馬県は13年前から進めてきましたという自慢話です。

今後の課題は組織の若返りで、幹事70歳定年制を設けて世代交代を進めます。

ほっとタイム

地域で人々を支える　本人の気持ち大切に

筆者が関係する「ぐんま認知症アカデミー」という多職種協同の会は、常識的・学問的な権威者ではなく、実践的・情熱的な人に講演をお願いしたいと、本や学会講演で着目した人に「安い講師料ですが、ぜひ来てください」とお願いし、多くの人に講師として協力いただいてきました。

専門職対象の認知症研修会は、認知症の薬を作っている製薬会社が費用を出しているものが多いです。しかし、そのような研修会では、会社に都合のよい情報しか伝わりません。製薬会社の支援を受けないでいてこそ本音の議論ができます。このような背景もあり、ぐんま認知症アカデミーはワンコイン５００円の参加費と幹事のボランティア、群馬県介護高齢課などの協力で運営しています。

次の研修会にどんな講師を呼ぼうかと思案していたところ、山崎英樹・著『介護道楽・ケア三昧』（雲母書房／２００６）という本を読み、とても元気で前向きに仕事を楽しんでいる介護者を見つけました。「この方なら、介護職やケアマネジャーなどの聴衆がきっと元気をもらえるな」と直感し、仙台市に出かけたついでに、会って講師をお願いし、快諾を得ました。そして、その方の属する医療・福祉グループの施設を見学させてもらいました。

この清山会医療福祉グループの代表である山崎英樹氏は精神科医。鉄格子の窓と鍵のかけられた病棟や縛りつける医療に違和感を覚えて精神科病院を辞め、１９９９年に精神科クリニックを開きました。その後、次々と介護保険施設などをつくり、地域で認知症の人を支え、精神科病院への社会的入院をなるべく減らすという取り組みを続けています。

小規模な介護老人保健施設（病院から在宅復帰への中間となる介護施設）を見学しました。他の老健なら精神科病院への入院を勧められるような症状の人が利用していて、「なるべく精神科病院へ送りたくない」という山崎氏の強い思いが感じられました。

精神障害者と高齢者が隣接して暮らすグループホームやデイサービスなども見学しましたが、地域で認知症の人と家族を支えていく姿勢を感じました。

山崎氏のような理念をもつ医師に出会うと嬉しいです。会ったのは短い時間でしたが、「室伏君士先生、小澤勲先生の本で勉強しました」「私（筆者）もそうです」と共感が生まれました。この二人の精神科医は、患者目線で行う認知症医療・ケアの〝元祖〟です。

「本人の気持ち、生活、尊厳と人権」を大切にする先人の教えに共感する人たちは、ぐんま認知症アカデミーの仲間とともに、筆者にとって宝物なのです。

「開こう認知症の宝箱15」（２０１３年４月17日配信）より

＊1　橋田壽賀子「私は安楽死で逝きたい」『文藝春秋』(2016年12月号)
＊2　粟田主一「Dementia Friendly Community の理念と世界の動き」老年精神医学雑誌 28 (5)：458-465 (2017)
＊3　徳田雄人『認知症フレンドリー社会』岩波書店（2018）
＊4　奥野修司『ゆかいな認知症―介護を「快護」に変える人―』講談社（2018）

＊5　一般社団法人日本認知症本人ワーキンググループ（ＪＤＷＧ）「認知症とともに生きる希望宣言―一足先に認知症になった私たちからすべての人たちへ―」(http://www.jdwg.org/)

エピローグ

本書は、「認知症をポジティブにとらえる」という切り口で、たくさんのポジティブな視点を盛り込みました。多少強調しすぎた点もあると思いますが、原稿を書いた２０１８年の時点では、認知症はネガティブの代名詞的存在なので、それをポジティブな方向へもっていこうと、あえてポジティブな見方を強調しました。ただし、ポジティブが善で、ネガティブは悪と、短絡的に考えてはいけません。大切なことは、ポジティブとネガティブの調和です。ポジティブ３：ネガティブ１の比が「黄金比」だといいます。読者の皆さんが、今の生活の中でポジティブな視点での気づきやポジティブな言動を心がけ、ちょっと嬉しく前向きに生きられるという生活習慣を少しずつ増やし、３：１の黄金比に近づいていったら、より幸福になるでしょう。そして、日本がよりよい方向に向かうという期待を込めて執筆しました。

認知症に関わっていると、基本的人権、尊厳、生きがい、日課・役割、利他行為、病識（メタ認知）など、いろいろなことを考えさせられます。また、「人間らしい生活とは何か？」「認知機能が落ちても人間らしく生きるには?」といったことを考えるとき、そこには日本の文化、日本人の価値観が大きく関わってきます。そこで本書では、なるべく非常識な視点をたくさん紹介しました。日本人的・常識的な視点は多くの人がすでにもっているでしょう。ですから、「こんな視点もあるのか」と読者の皆さんに考えていただけたらこの本を書いたかいがありますし、読者の皆さんも読んだかいがあると思います。認知症を通して、自分の人生、それから日本の社会の問題をたくさんの人に考えていただけたら嬉しいです。……などと、大上段に構えたエピローグになりそうですが、人生は、気楽に、笑顔で、楽しく生きがいがある生活でいいのですよ。

筆者のもの忘れ外来を受診した70歳代の方のご家族から素晴らしい手紙をいただいたので、同意を得て一部を紹介します。

＊　＊　＊

(受診して診断を受け)母のもの忘れを「病気だから仕方ないね」とやさしい気持ちで笑って過ごせるようになったのは、大変ありがたいことです。気が楽になりました。母はまだ元気ですので、病気を前向きに受け入れ、明るく生きていこう、と皆で話し合っております。「できないことはもうしなくていいこと」、「忘れることはもう覚えていなくてもいいこと」、「全部できなくて当たり前」と思えば、できたら嬉しいことになる。意識改革ですね。忘れることは、老いていくことや先の不安などのつらいことも心に留めておけないということ、悩みを忘れて笑って過ごせるものですから、これはまったく悪くないことだ、むしろ神様からのご褒美なのかもな、とも思います。

＊　＊　＊

認知症の人に対して、みんながこのように考えてくれたら嬉しい――。そういう想いで本書を書きました。最後までお読みいただいて、ここにたどり着いた皆さんには、「このご家族の思いが理解できる」「その思いに共感する」と言っていただけると思います。

本書は、認知症に対するネガティブな考えをポジティブな考えに転換してほしいという想いで書きました。予防、診断、医療、ケア、地域づくりと多岐にわたることを書きましたが、共通することは、物事には何でも二面性があるので、「認知症に関するネガティブな面＝常識」にとらわれずにポジティブな面にも気づこう、そして、言動はなるべくポジティブにすると幸せになれるのでそれを心がけよう、ということです。読み終わった皆さんがハッピーになっていれば、筆者は幸せです。

あちこちにちりばめた「ほっとタイム」の欄は、共同通信社から依頼され、全国各地の地方紙（例えば群馬県では上毛新聞）に２０１３年1月から5月まで、毎週連続で全20回連載された「開こう🗝認知症の宝箱」の記事です（必要に応じて調整を施してあります）。毎週毎週締め切りがくるハードな連載でしたが、一度も遅れず、しっかり書ききりました。この執筆の5か月間、毎日、認知症のことをポジティブに考え続けました。この経験が本書の基礎になっています。

「開こう🗝認知症の宝箱」の連載タイトルは、認知症の人を宝箱にたとえました。中には輝く宝物がいっぱい詰まっている。それを見つけようという想いです。玉手箱も浮かんだのですが、浦島太郎の玉手箱では、開いた途端に老化して認知症になってしまうのでやめました。

「認知症がどうして宝？」という素朴な疑問が読者の興味を引き、読む気にさせる。筆者はそれに応えるべく、読み終わったら、読者の心にキラリと輝くものが残るように書かねばならない。脳には口に出したことを正当化しようとする合理化という仕組みがある。こんなタイトルをつけてしまえば、それを正当化するために脳は毎週宝石をひねり出そうと働くはず――。そう期待して、「エイヤッ」とこのタイトルで走り出すことにしたのです。

連載の最終回ではこんなことを書きました。

＊　＊　＊

認知症は「絶対なりたくない怖い病気」「何もわからなくなる病気」などと考えている世間に訴えたいことが山ほどありますが、惜しいことに最終回を迎えてしまいました。初回に「物事の二面性を伝えたい」と書きました。認知症のネガティブな面だけでなく、ポジティブな面にも目を向けよう、そこに宝物が隠されているからと、連載のタイトルを解説しました。

「認知症には絶対なりたくない」と言う人が多いですが、世の中には、①認知症になった人、②これからなる人、③なる前に寿命のくる人、しかいません。認知症の99％は高齢者です。そして、95歳を過ぎれば8割が認知症になっている現実があります。認知症を「長生きの勲章」ととらえればポジティブですね。

超高齢になると歯がなくなり、入れ歯が必要になります。歩行も不安定になり、歩行器が必要になるでしょう。同様に、認知症も、認知機能が悪くなって、生活に手助けが必要になるだけなのです。

赤ちゃんは生後まもなくお母さんの笑顔を見て笑顔になります。その後、歩行や言葉を獲得し、排尿調節や着替え、さらに金銭管理ができるようになって一人前です。アルツハイマー型認知症は、この発達過程を逆行し、最後は会話も困難になり、寝たきりになっていきますが、こちらが笑顔を示すと笑顔を返してくれるのです。

お母さんから大切に育てられている赤ちゃんが幸せであるように、認知症が進んでも大切にケアされている人は幸せだと思います。認知症は「死の恐怖を取り去る病気」でもあるのですから。

筆者自身は「いつ死んでもいいや」と人生を楽しんでいますが、たとえ認知症になるまで長生きしても、それはそれで幸せだと思っています。

さて、認知症の宝箱から、あなたはどんな宝物を見つけられましたか?

＊　＊　＊

この連載のまとめ、本書で伝えたかったことを的確に表していて、よい復習になりますね。でも、筆者は連載からの5年間進歩がなかったのだろうかと、これで稿を終えるのはちょっと寂しい気持ちです。

そこで、認知症ポジティブの先にあるビジョンを書いて終わりにします。

◎ノーマライゼーションの流れ——認知症があってもなくても、みんなが同じように生きがいをもって暮らせるようになります。認知症があるとかないとかは問題でなくなり、誰もが尊厳が守られ、幸せに生きられる社会に向かっていくでしょう。

◎調和から超越へ――大切なのはポジティブとネガティブの調和ですが、その先には、ポジティブとかネガティブとかを超越した世界、禅の世界観〈直観〉に行き着くでしょう。

直観によって真理がわかる世界です。

あれあれ、わかりにくいですね。筆者は大学生のときに西田幾多郎・著『善の研究』（岩波書店／1979）を読んで「純粋経験」にはまり、以来、「空」や「諸行無常」といった禅や仏教文化に関心をもってきました。西洋的な思考で判断する（実際は思考で判断したつもりになっているだけ）よりも、研ぎ澄まされた心〈平常心〉で直観するほうが幸せになれると、直観しています（考えてわかるのではないので、「純粋経験」に通じる直観という表現を使いました）。

なんだか、もっとわかりにくいですね。具体的な例で示しましょう。介護施設で、折り紙に誘った利用者がうまく折れなかったとき、スタッフが「今日の折り紙はいつものより硬くて折りにくいですね、ごめんなさい」と謝った神対応を紹介しました（173ページ）。この神対応のスタッフは、「何がポジティブで、何がネガティブか？」などと頭で考えたのではありません。修行を積むと、考えなくても無意識に手足が動き、言葉がけができます。見ていて美しい姿です。これが、達人の域である〈平常心〉〈直観〉〈無分別〉〈無心〉〈無我〉です・・・などと、玄侑宗久・著『ないがままで生きる』（SBクリエイティブ／2016）を読んで考えました。

筆者はそろそろ70歳が近づいてきましたが、どこまで未来のビジョンに近づけるのか、楽しみながら老いていきます。いずれ認知症になったら〈直観〉の世界に浸れることを夢見て。

と、2018年の大晦日《おおみそか》に書きました。

おまけ―ネガティブからポジティブへの道―

エピローグを2018年の大晦日に書き終えたつもりでしたが、ネガティブだった筆者がどうやってポジティブになったかを振り返ることで、読者の理解・実践に役立てば幸せと思い、加筆しました。「おまけ」におつき合いください。

ついでなので、筆者の略歴紹介を兼ねます。

筆者は1952年に群馬県高崎市で生まれました。父は終戦後に台湾からの引き揚げでしたので、リュック一つで群馬に戻り、高崎市で再出発しました。小さなときは市営の長屋暮らしで、ザリガニがたくさんいる小川の向こうは田んぼがずっと続く、のどかな環境で育ちました。ガキ大将にはなれずガキ子分で、目立たずに暮らしていました。小中学校時代は好きな女の子に声をかけることもできない気弱な男子でした。高校時代も、地域の精鋭が集まる進学校の中で、気弱に過ごしました。蛮カラ高校で、3年間素足に下駄で自転車通学でした。

大学は理学部や工学部をいくつか受けて合格もしたのですが、自宅から通える群馬大学にたまたま受かって（苦手な社会がなく、得意な数学・理科の配点が高かった）、医学部に進むことになりました。最初の2年間は医進課程といって教養教育が中心で、時間にゆとりがあり、西田幾多郎、鈴木大拙など禅や仏教の本を中心に読みました。高校までは理系人間で本などまったく読まず、文章を書くのは大嫌い人間でしたので、大学に入って変わったと思います。

その後、臨床医になるのが怖くて、大学院生として神経病理学を学び、脳科学の道に入りました。亡くなった人の脳を取り出して顕微鏡で調べる学問でしたが、ここで研究技術の基礎が出来上がりました。そして、神経内科（平井俊策教授）に入局し、脳疾患の臨床の傍ら、アルツハイマー型認知症の病理研究を始めました。昼は臨床、夜と土日は実験というような日々でした。子育てにあまり参加できなかったのが、申し訳ないです。

群馬大学医学部を卒業して10年目に、群馬大学医療技術短期大学部に新規にできた理学療法学科に助教授として移り、以降はリハビリテーション医学も専門分野としてきました。その傍ら、週1回は特別養護老人ホームの診療所で非常勤医師を続け、認知症が進行した人をたくさん診てきました。

このように、病理学で脳の構造や病変を学び、神経内科で脳が壊れて生じる症状を学び、理学療法学科でリハビリテーション（生活の再構築）を学び、特別養護老人ホームでケアや終末期医療を学んだ経歴が、今の認知症医療にとても役立っています。こんな変な経歴をたどった医師は滅多にいない希少種なので存在意義があるのです。学問の世界では、他人と同じ考えをもっていたら存在価値が認められません。違う視点から論じ合う能力がないと出世できない世界です。そんな世界で鍛えられた「へそ曲がり思考」が本書でも随所に活かされています。

いよいよ本題です。学生時代に「無」や「空」、「直観」に興味をもったことが、へそ曲がりの考え方をするベースになっていると思います。どんなに優れた考えも「無」にはかなわない……というような。だから自由奔放に考えられる。そして、相手の考えを「そんなの無駄（空）」と全否定するような発言をするので、嫌われ者になっています。社会で生きていくためには、少しは空気を読まないといけないですね。

こんな筆者も、以前はめちゃネガティブでした。転帰は1990年の米国留学です。家族を連れてボストンのアパートに住み、ハーバード大学のセルコー先生の研究室で研究員生活を送りました……というとカッコイイですね。セルコー先生は日本人研究者の英語に慣れていますし、専門用語なのでこちらも英語で話せます。ところが、カフェテリアで昼食のサンドイッチを注文すること一つとっても、英語が通じないのです。さらに、異国の地で暮らし始めるためにいろいろな手続きを電話で行いました（インターネットのない時代です）。そんな中、失敗の連続で気づきました。「失敗はすぐ忘れよう、そして、できたことを喜ぼう」と。こうして、ネガティブからポジティブに人生観が切り替わりました。

こんな美しいストーリーを脳は作り上げてくれます。後出しの理由づけです。ホントに、脳は自分に都合のいいようにストーリーを作ってくれます。とはいっても、筆者の脳のストーリーを作る能力はほどほどなので、残念ながら小説家にはなれませんでした。もう少し妄想力があったら小説家になれたかも……。

２０１６年10月に定年退職を半年前倒しして、群馬大学から認知症介護研究・研修東京センターに移りました。そして、心に決めました。もう退職年齢なので、嫌な仕事はしない、好きなことだけやる。ネクタイはしない、背広は着ない（残念ながら空気を読む必要のある場所だけは着用しますが）、空気は読まない（それ以前に「おまえは空気が読めないだろう」という声が聞こえてきそうですが)。定年退職後は自由人でいたい。ネガティブには考えない。楽しいことをする。こんなことを人生哲学にしました。とてもいい加減な哲学です。

そんなわけで、長い人生を生きていると、ネガティブだった少年がポジティブになり、さらに図々しくなって能天気に生きているというストーリーを最後に紹介しました。「年をとるといいことがある」というポジティビティ効果を実感・実践しています。

２０１９年元旦　山口晴保

著者紹介

山口晴保《やまぐちはるやす》（群馬大学名誉教授、認知症介護研究・研修東京センター センター長／医師）

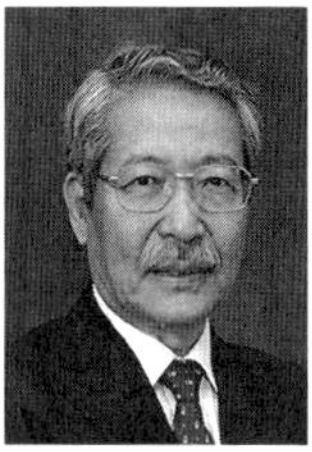

1976年に群馬大学医学部を卒業後、群馬大学大学院博士課程修了（医学博士）。2016年9月まで群馬大学大学院保健学研究科教授を務めた。専門は認知症の医療（日本認知症学会専門医）やリハビリテーション医学（日本リハビリテーション医学会専門医）。脳βアミロイド沈着機序をテーマに30年にわたって病理研究を続けてきたが、その後、臨床研究に転向し、認知症の実践医療、認知症の脳活性化リハビリテーション、認知症ケアなどにも取り組んでいる。群馬県地域リハビリテーション協議会委員長として、2006年から「介護予防サポーター」の育成を進めてきた。また、2005年より、ぐんま認知症アカデミーの代表幹事として、群馬県内における認知症ケア研究の向上に尽力している。日本認知症学会名誉会員。

認知症ポジティブ！

脳科学でひもとく笑顔の暮らしとケアのコツ

ISBN 978-4-7639-6034-4

2019年 5 月 10 日　初版 第 1 刷 発行 ©

2021年 5 月 20 日　初版 第 3 刷 発行

定価はカバーに表示

著　者　山口 晴保

発行者　中村 三夫

発行所　株式会社協同医書出版社

〒113-0033　東京都文京区本郷 3-21-10 浅沼第 2 ビル 4 階

phone：03-3818-2361　／　fax：03-3818-2368

URL：http://www.kyodo-isho.co.jp/

郵便振替　00160-1-148631

印　刷　横山印刷株式会社

製　本　大口製本印刷株式会社
